한방과 노인건강

굿라이프 15

한방과 노인건강

이정호 · 정명수 · 신선우 지음

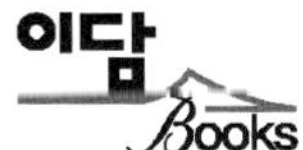

이담 Books

이 교재는 송호대학이 2009년도 교육과학기술부(평생교육진흥원)의 대학부설 평생교육원 활성화 사업의 프로그램 개발비를 지원받아 제작한 연구 결과물이다.

목 차

01

건강과 질병

1.1. 건강

건강은 시대적 변화, 개인의 가치관에 따라 해석되고 판단될 수 있다. 영어로는 'health'라 하여 신체적 조건이 양호한 상태를 의미한다. 즉 병이 없는 상태로써 인체에 병이 없으면 건강한 것으로 판단한다. 세계보건기구(WHO)에서는 "Health is the state of complete physical, mental and social well－being and not merely the absence of disease or infirmity"라 하여 건강은 질병이 없고 인체가 허약하지 않은 상태만을 의미하는 것이 아니라 신체적, 정신적, 사회적으로 안녕의 상태를 의미하는 것이 건강이라 하였다. 건강은 신체적으로 병이 없고 인체의 생리적·기능적 기능(機能)이 정상적이며, 정신적으로 안정되어 걱정이 없어야 하고 사회적으로 안녕한 상태여야 한다.

매우 복잡하고 다양한 삶을 살아가는 현대인들은 양적으로는 건강한 삶을 영위하는 것으로 나타나지만 정신적·육체적으로 심신이 많이 쇠약한 상태에 처해 있다. 이러한 복잡한 현대생활로 인하여 인체 건강에 악영향을 끼치게 되어 세계보건기구에서 1957년 발표한 건강에 대한 정의에서는 건강이란 "유전적·환경적으로 정상적인 생체기능을 유지하는 것"이라 하였다.

학자들의 건강에 대한 정의를 살펴보면 파슨(Parson)은 "개인이 사회적으로 처해 있는 상황을 수행할 수 있는 최적상태"라 하였고, 와일리(Wylie)는 "주위환경에 대하여 완전하고 지속적인 적응 상태"가 건강이라고 정의하였다. 이와 같이 건강에 대한 정의는 각 개인이 처해 있는 사회적 상황과 개인의 가치관 및 환경에 따라 해석되고 있다. 진정한 의미의 건강이란 육체적·정신적으로 안정되고 인체기관의 활동이 정상적으로 이루어진 상태라 하겠다.

올바른 건강생활을 저해하는 요인은 부모로부터 내려오는 선천적 유전인자가 올바르지 못한 요인과 모체의 환경, 가정환경, 사회적인 요인, 부적절한 식생활, 충분하지 못한 영양요소, 비위생적인 환경, 생물학적 환경으로 인한 전염병, 질병, 산업사회의 발달에 의한 각종 공해 등으로 인하여 현대사회를 살아가는 사람들은 건강에 매우 악영향을 받고 있다.

아름답고 건강하게 삶을 영위하기 위해서는 다음과 같은 조건이 갖추어져야 한다.

(1) 인체에 질병이 없어야 한다.

(2) 신체의 기능이 정상적으로 유지되어야 한다.

(3) 일상에서의 열정과 쾌감을 유지하여 활력을 얻어야 한다.

(4) 적당한 운동으로 식욕과 안정된 체중을 유지한다.

(5) 충분한 수면과 마음의 안정을 통하여 심신을 건강하게 한다.

(6) 올바른 정신생활을 통하여 건강한 생활을 영위하도록 한다.

1.2. 건강유지법

현대의 산업사회로 인한 농촌인구의 도시집중화, 핵가족 중심으로 인한 가치관 변화 등으로 인하여 대부분 노인들은 자녀들과 함께 생활하는 사람이 줄어들어 현재 농촌사회는 노인들이 주류를 이루고 있다. 이러한 상황에 처해 있는 대부분의 노인들은 정서적으로 안정되지 못하고 질병이 발생하게 되면 곧바로 치료하지 못하여 방치하거나 질병이 악화된 후 치료를 시작하는 일들이 빈번하게 일어나고 있다. 인체가 건강하고 아름다운 삶을 영위하기 위해서는 정신적으로 안정되어야 하며, 양적인 음식섭취보다는 영양성분을 골고루 섭취하는 질적인 영양섭취로 신진대사가 좋아야 한다.

노인의 신체적 특징을 고려한 운동방법으로 손가락에 힘을 주어 머리를 골고루 두드리면 머리의 혈액순환이 원활하게 되고 두피가 자극되어 탈모를 방지하며, 머리가 맑아진다. 눈 운동은 눈으로 원을 그리고 상·하·좌·우로 움직이며, 눈을 마사지하면 피로가 없어지고 시력이 좋아진다.

관절에 무리가 가지 않는 운동을 통하여 인체의 근육을 유지해야 하며, 인체의 오장육부와 손, 발, 귀에 위치한 혈점이 있어 손과 발, 귀를 자주 문질러 주고 혈점을 자극하여 비뇨기관, 생식기관을 건강하게 하고 인체의 피로를 풀어 준다. 배꼽 아래 단전까지 깊은 심호흡을 하면 호흡을 통하여 유해물질이 배출되어 머리가 맑아지고 치매를 예방할 수 있다. 얼굴을 자주 마사지하면 혈액순환이 원활하게 되어 혈색이 좋아진다. 머리 뒤쪽과 어깨를 눌러 주면 피로가 회복되고 뇌출혈, 중풍과 같은 뇌질환을 예방할 수 있다. 양손 바닥을 힘 있게 마주치면 건강한 세포들이 재생된다. 항상 마음을 편안하게 하고 즐거운 생각을 많이 하면 인심이 안정된다.

1.3. 질병

인체에 질병이 발생한 것은 인체조직과 기능이 정상상태에서 이탈하여 구조적, 기능적 장애가 발생하여 신체의 각 기관과 조직이 비정상적인 상태에 처해 있는 상황이다. 즉 인체는 병인, 숙주, 저항력, 영양상태의 저하, 생활습관, 유전, 심리적인 영향 등으로 인하여 인체의 균형이 상실됨으로써 질병이 발생한다.

질병은 다음과 같이 구분한다.

비병원기: 병원성이 없는 것으로 질병은 아직 발생하지 않았으며, 환경을 개선하고 건강증진을 위한 노력이 필요하다.

초기병원성기: 질병을 예방하기 위한 접종이 필요한 단계이다.

불활성 감염기: 질병은 발생되었으나 외부로 증상이 나타나지 않는 단계로 정기검진 등을 통하여 질병이 중증으로 악화되는 것을 예방하는 시기이다.

발현성 감염기: 질병에 감염되어 증상이 나타나는 시기로 진단과 치료가 필요하다.

회복기: 질병이 회복되는 시기로 후유증을 예방하고 건강을 증진시켜야 한다.

건강한 신체를 유지하기 위하여 질병에 대한 예방 활동을 실시하여야 한다. 질병에 대한 예방 활동은 다음과 같다.

1차 예방: 질병을 예방하는 시기로 예방접종, 비위생적인 환경의 개선, 필수 영양성분의 섭취, 운동을 통한 체력증진 등으로 인하여 질병이 발생하더라도 약하게 발생할 수 있도록 하는 시기이다. 건강한 사람이 해당된다.

2차 예방: 질병이 발생한 경우 초기에 발견하여 질병이 중증으로 전환되는 것을 예방하고 인체에 미치는 악영향을 최소화하는 시기이다. 질병에 의한 고통, 후유증, 치료 기간을 단축시키며, 생존율을 증가시키는 시기이다.

3차 예방: 질병에 의한 신체적·정신적 손상을 최소화시키는 시기로 후유증을 방지하고, 신체의 변형, 즉 불구가 되더라도 재활시켜, 인체기능이 최대한 정상상태를 유지할 수 있도록 하는 시기이다.

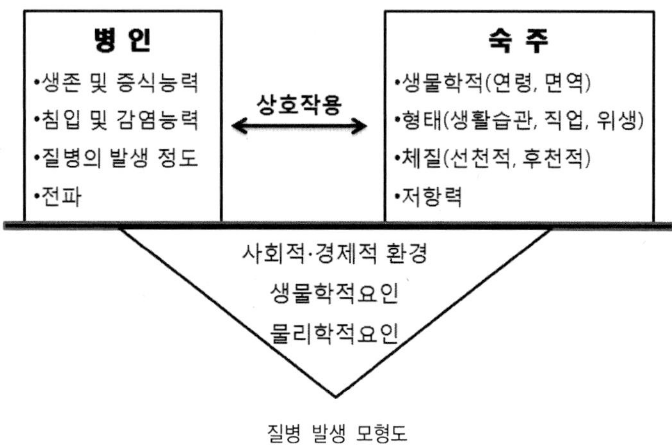

질병 발생 모형도

1.4. 한의학과 한약

일반적으로 한약하면 건강증진에는 도움이 되지만 질병을 치료할 때는 장시간이 소요되고 양약(洋藥: 양방약)보다는 치료효과가 낮다고 생각을 많이 하고 있다. 일부는 의학적인 지식 없이 민간에서 사용되고 건강식품 제조에 사용되는 약재라고 잘못 인식하고 있는 사람들이 있다. 한약은 한의학의 의학적 이론을 기초로 하여 인체 질병의 치료와 예방, 건강증진을 목적으로 사용되는 약재로서 천연 자연에서 채취되는 약제를 단독으로 사용하거나 다른 약재와 혼합하여 조제한 약물이다.

한의학은 인체를 소우주(小宇宙)로 보고 인체 변화를 자연현상의 변화와 같이 변화하는 것이라 하였다. 음양은 우주 운행의 기본 원리로서 인체질병의 치료는 음양오행설(陰陽五行說)에 기초 치료한다.

한약은 중국에서 약 4000년 전부터 사용된 것으로 우리나라에는 신라 초기에 전파되어 사용된 것으로 알려져 있다. 한약은 식물만 사용하는 것이 아니라 동물, 광물 등 자연계에 분포되어 있는 모든 것을 사용하고 있으나 대부분 식물류를 많이 사용하고 있다. 한약은 자연에서 채취된 원상태를 생약제(生藥劑)라 하는데 생약제를 그대로 사용하거나 포제(炮制)과정이나 법제(法製)를 거친 후 처방하여 사용한다.

한약의 사용목적은 인체에 발병한 질병을 치료하고, 질병을 일으킨 원인을 제거하고, 병인(病因)을 없애 주어 오장육부(五臟六腑)가 정상적인 기능을 하여 정상적인 상태가 되도록 만들어 준다.

한약을 복용하거나 처방할 경우 몇 가지 원칙을 준수하여야 한다. 인체의 질병의 발생은 음양오행의 순환이 잘못되어 발생하는 경우가 많으므로 음양의 균형을 유지하여 장부(臟腑)가 서로 기능적으로 협동하여 질병을 제거하거나 건강을 증진시키기 위해서 사용한다. 한약을 사용할 때는 약성을 파악한다. 즉 사기(四氣), 오미(五味), 승강부침(昇降浮沈), 귀경(歸經), 칠정(七情), 독성(毒性) 등을 파악하여야 한다. 한약은 채취장소, 채취 시기, 기후조건, 가공법(포제: 炮制)에 따라 함유되어 있는 성분의 함량이 다르다. 한약을 채취하는 경우에는 채취 시기와 가공법을 지켜야 한다.

일반적으로 한약은 상품(上品), 중품(中品), 하품(下品)으로 분류하는데 상품은 보익작용(補益作用)이 강하고 독성이 없어 오래 복용할 수 있는 약물로서 인삼(人蔘), 감초(甘草) 등이 속하고, 중품은 질병을 치료하고 인체의 허(虛)한 것을 보(補)하지만 독을 함유하고 있어 이를 헤아려서 사용해야 하는 것으로 건강(乾薑), 당귀(麻黃) 등이 속한다. 하품은 질병만 치료하는 것으로 독성이 있어 오래 복용할 수 없는 약재로 부자(附子), 반하(半夏), 대황(大黃) 등이 있다.

사기(四氣)는 인체에 약물 투입된 후 나타나는 반응으로 한(寒), 열(熱), 온(溫), 양(凉)을 의미한다. 열을 가지고 있는 질병(열성병: 熱性病)에는 약성이 차고 시원한 한량약(寒凉藥)을 사용하여야 하고, 몸이 차가운 질병(한성병: 寒性病)에는 약성이 따뜻하고 뜨거운 온열약(溫熱藥)을 복용해야 한다.

온열약(溫熱藥)의 장점은 인체 장부와 경락을 따뜻하게 하는 약으로서 혈색이 좋아지고, 목소리에 생기가 생기고 다뇨(多尿)와 빈뇨(頻尿)에 효과가 있으며, 식욕이 좋아지고, 설사는 멎지만 부스럼이 생기고 잠이 오지 않고, 눈곱이 끼고, 변비가 발생하는 단점을 가지고 있다. 한량약(寒凉藥)은 장부와 경락을 차게 하는 약으로 소변이 잘 나오게 하고, 식욕을 억제시키고, 종기와 부스럼을 없애주고, 잠이 잘 들고, 변비를 없애지만 다뇨와 빈뇨가 생기고, 밥맛이 없고, 설사가 발생하는 단점을 가지고 있다.

한약에서 오미는 신(辛), 감(甘), 산(酸), 고(苦), 함(鹹)을 의미하는 것으로 신(辛), 감(甘)은 양(陽)에 속하고 산(酸), 고(苦), 함(鹹)은 음(陰)에 속한다. 신(辛)의 특징은 발산(發散), 행기(行氣), 행혈(行血), 조혈(造血) 작용을 한다. 감(甘)은 보익(補益), 화중(和中), 완급(緩急), 윤양(潤養)하는 작용을 한다. 산(酸)은 수렴(收斂), 고삽(固澁)작용을 하며, 고(苦)는 설(泄)하는 작용과 조(燥)하게 하는 작용이 있다. 함(鹹)은 딱딱한 것을 부드럽게 하여 설사시키는 작용을 한다.

내경(內徑)에서 오미(五味)와 오장(五臟)의 관계는 산(酸)은 간장(肝)을 좋게 하고, 신(辛)은 폐장(肺)을 좋게 하고, 고(苦)는 심장(心)

을 좋게 하고, 함(鹹)은
신장(腎)을 좋게 하고,
감(甘)은 비장(脾)을 좋
게 한다. 오미(五味)와
질병(疾病)과의 관계에
서 서로 금기(禁忌)하여
야 하는 것은 간장(肝)
병에는 신(辛)미 금하고,
심장(心)병에는 함(鹹)미

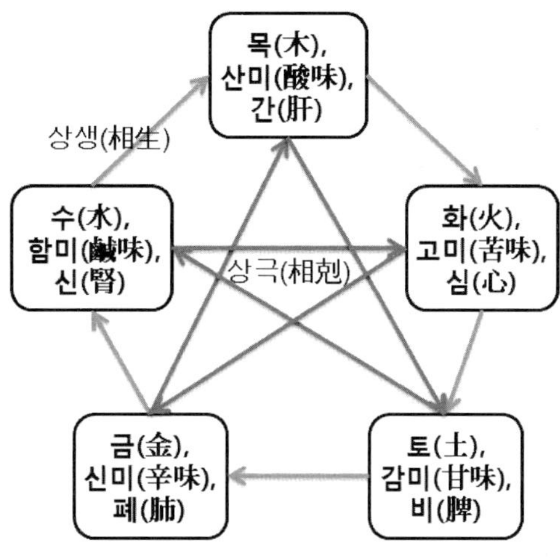

금하고, 비장(脾)병에는 산(酸)미 금하고, 폐장(肺)병에는 고(苦)미
금하고, 신장(腎)병에는 감(甘)미를 금한다.

02

음양오행(陰陽五行)

2.1. 음양(陰陽)

　음양은 모든 자연계의 사물을 음(陰)과 양(陽)으로 나눈 것이다. 그 내부에는 음적(陰的)인 것과 양적(陽的)인 것이 존재하는데 양(陽) 속에는 다시 음(陰)과 양(陽)이 존재하고, 음(陰) 속에 다시 양(陽)과 음(陰)이 존재한다. 음과 양은 서로 대등한 평형관계를 이루고 있으나, 상호 대립(相互對立)하고 있다. 음양의 속성은 절대적인 것은 아니고 상대적인 것이다. 양(陽)의 특성은 활발하게 움직이고, 밖으로 향하며, 위로 향하고, 뜨거우며, 형체가 없고, 밝고, 동적이고 음(陰)의 특성은 활동적이지 못하고, 안으로 들어가고, 아래로 내려가며, 차갑고, 형체가 있으며, 어둡고, 억제하고, 정적이다.

　인체에서 음과 양이 평형을 이루지 못하면 질병이 발생하게 된다. 음과 양은 서로 상반되는 것으로 음이 양을 제약하지 못하면 양이 승(昇)하게 되고, 양이 음을 제약하지 못하면 음이 승하게 되어 질병이 발생하게 된다. 이와 같이 음과 양이 서로 평형을 유지하게 하는 것을 음양대립제약(陰陽對立制約)이라 한다. 음양의 호근(互根)은 음은 양에게 의존하고 양은 음에게 의존하는 것이다. 호용(互用)은 음양이 서로 상대방이 성장하도록 보조하는 것이다. 음양상호전화(陰陽相互轉化)는 양은 음이 되고 음은 양이 되는 것으로 상호 간 서로 변화하는 것이다.

(1) 상호대립(相互對立)

모든 사물은 음과 양이 존재하고 상호 간에 대립한다. 하늘은 양, 땅은 음이고, 낮은 양, 밤은 음이며, 인체의 체표(體表)와 기능은 양이고, 내장(內臟)은 음에 속하며, 기(氣)는 양, 혈(血)은 음에 속한다. 음과 양이 상호 간의 대립 관계가 유지되지 못하면 음양의 평형이 깨져 질병이 발생하게 된다. 하지만 음과 양이 상호가 균등하게 대립 관계를 유지하면 질병은 발생하지 않는다. 한의학적인 지식이 없는 사람들은 남자는 양에 속하여 양기만 북돋아 주면 건강하게 되는 것으로 판단하여 체질적 특성상 양의 기운이 많은 사람에게 양의 기운이 강한 약물을 사용하게 된다. 이것은 잘못된 방법으로 양의 기운이 강하여 질병이 발생한 사람은 음의 기운이 강한 한약을 복용하여야 한다. 그렇지 않으면 음과 양의 조화가 깨져 질병이 악화되어 건강을 해치게 된다.

(2) 상호 의존(相互依存)

음과 양은 서로 대립하고는 있지만 상호 의존하고 있어 분리되지 않는다. 양이 성하거나 부족하면 음이 이를 제약하거나 채워 주고, 음이 성하거나 부족하면 양이 제약하거나 채워 준다. 이와 같이 음과 양은 상호 간에 불가분의 관계에 있다. 온열(溫熱)은 양에 속하고, 한랭(寒冷)은 음에 속하고, 인체기능은 양에 속하고 인체기능을 유지할 수 있게 만들어 주는 영양소, 즉 영양물질은 음에 속한다. 영양물질이 없으면 인체는 정상적인 기능을 할 수 없고 인체의 기능이 없으면 기혈(氣血), 진액(津液) 등을 생성하지 못하여 질병이 발생하거나 건강에 악영향을 미치게 된다.

(3) 상호소장(相互消長)

음과 양이 서로 대립하고 의존한다는 것은 음과 양이 정지해 있거나 전환되지 않은 것이 아니라 상호 간에 끊임없이 소장(消長)하고 운동(運動)하면서 변화(變化)를 거듭하는 것이다. 겨울부터 봄을 거쳐 여름에 이르기까지는 기후가 한(寒)에서 열(熱)로 변하는 시기로서 음이 줄어들고 양이 성하는 음소양장(陰消陽長)이고, 여름부터 가을, 겨울까지는 열(熱)에서 한(寒)으로 변하여 양이 줄어들고 음이 성하게 되는 양소음장(陽消陰長)이다. 인체가 정상적으로 기능하고 생명활동을 하기 위해서는 음에 속하는 영양물질이 양(인체) 속에서 소모되어야 한다. 음양의 상호소장이 평형을 이루지 못하면 음양의 조화가 깨진다.

(4) 상호전화(相互轉化)

음은 양이 되고 양은 음이 되는 것을 음양의 '상호전환'이라 한다. 인체가 차가운 사기로 인하여 질병이 발생하면 체내에서는 차츰 열이 발생되어 열성질환(熱性疾患)으로 앓게 된다.

2.2. 오행(五行)

오행이란 우주의 모든 사물은 목(木), 화(火), 토(土), 금(金), 수(水) 다섯 가지로 구성되어 물질의 운동과 변화로 운행된다는 것이다. 오행은 상호 간에 서로 자생(資生)과 제약(制約)을 통하여 운동한다. 오행은 '소우주'라 하는 인체와 아주 밀접한 관계에 있다. 인체장부는 상호 간의 자생과 제약을 통하여 질병의 치료와 예방을 한다.

목(木)은 곡직(曲直)으로 구부러지거나, 펴지는 것을 의미하며, 생장(生長), 유화(柔和), 승발(升發), 조달(條達) 등의 성질을 가지고 있고 오장육부에서 간장, 담에 속한다.

화(火)는 염상(炎上), 즉 위로 타오른 것으로 온열(溫熱), 상승(上昇)의 의미를 가지고 있고 심장, 소장에 속한다.

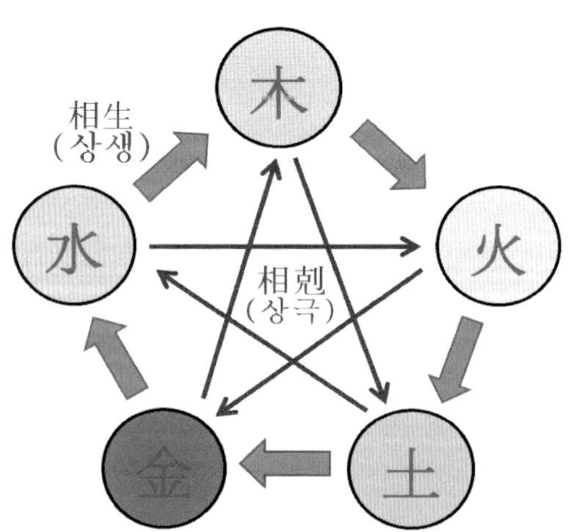

토(土)의 특성은 가색(稼穡)으로 곡식을 심고 수확하는 것을 의미하는 것으로 생화(生化), 승재(承載), 수납(受納)의 성질을 가지고 있고 비장, 위장에 속한다.

금(金)의 종혁(從革)으로 변화와 변혁(變革)의 의미를 가지고 있으며, 침강(沈降), 숙살(肅殺), 수렴(收斂)의 성질을 가지고 있고 폐장, 대장에 속한다.

수(水)는 윤하(潤下)로 하강을 의미하는 것으로 자윤(滋潤), 하행(下行), 한량(寒涼) 등의 성질을 가지고 있고 신장, 방광에 속한다.

(1) 상생(相生)

상생이란 자생(資生), 조장(助長), 촉진(促進)의 의미를 가지고 있다. 수생목(水生木)은 물로 나무가 자라는 것으로 수(水)는 신장이고 목(木)은 간장으로, 신장은 간장의 어미(母)로 신장과 간장은 모자(母子) 관계로서 신장이 간장을 상생시킨다. 목생화(木生火)는 목이 화를 도와주는 것으로 간장(肝)이 심장(心)을 상생(相生)시킨다. 화생토(火生土)는 심장(心)이 비장(脾)을 상생시키고, 토생금(土生金)은 비장(脾)이 폐장(肺)을 상생시키며, 금생수(金生水) 폐장(肺)이 신장(腎)을 상생시킨다.

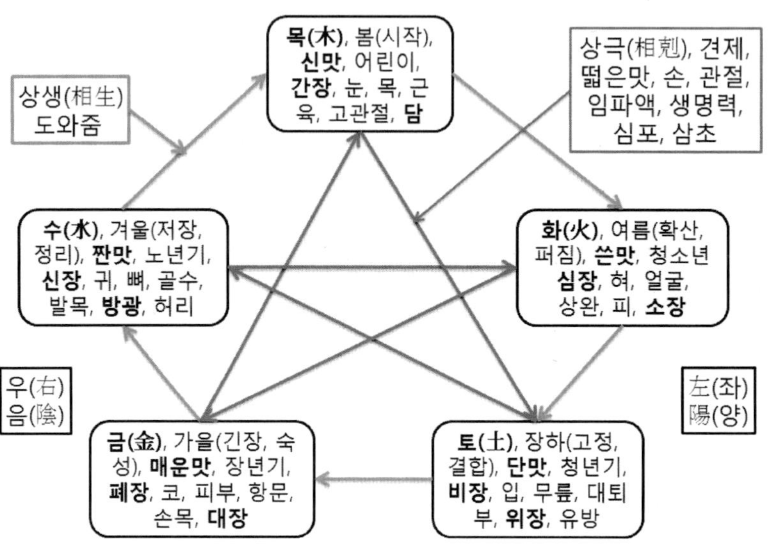

(2) 상극(相克)

상극이란 억제(抑制), 제약(制約), 극제(劇劑)를 의미하는 것으로 화극금(火克金)에서 금(金)은 폐장이고 화(火)는 심장이다. 심장에서 화기(火氣)가 성하게 되면 폐장이 억제시켜 준다.

(3) 상승(相乘)

상승은 오행에서 상극을 과도하게 극제(克制)하는 것으로 금극목(金克木)이 지나치면 금승목(金乘木)이 된다.

(4) 상모(相侮)

상극현상을 반대방향으로 극제(克制)하는 것으로 모자(母子) 관

계에 있는 오행에서 자(子)의 기운이 강하면 모(母)의 기능을 저하
시키는 것이다.

　이와 같이 상생과 상극은 인체를 정상적으로 유지하는 데 아주
밀접한 관계를 가지고 있으며, 상생(相生)이 없으면 성장하지 않고,
상극(相剋)이 없으면 인체에 변화가 없다. 생에 극이 있고, 극에 생
이 있어야 생과 극이 서로 협조하여 인체의 기, 혈, 진액의 운행(運
行)이 이루어지게 되고 상승과 상모는 인체의 발전과 변화의 과정
에서 나타나는 비정상적인 현상이다.

03

인체(人體)의 오장육부(五臟六腑)

인체의 오장은 간장, 심장, 비장, 폐장, 신장이 속하며, 육부는 대장, 소장, 쓸개, 위, 방광, 삼초가 속한다.

3.1. 오장(五臟)

(1) 간장(肝)

간장은 글리코겐, 단백질, 지질, 핵산, 비타민류 등을 생합성하거나 분해하며, 조혈 작용과 혈액응고, 적혈구의 파괴 기능을 한다.

간장의 역할은 전신의 혈액을 저장하고 혈액의 양을 조절하며, 근골, 관절운동을 주관하고 정신(情神), 정지(情志)를 조절한다. 간은 소설작용(뭉친 것을 풀어서 소통시킴)을 주관한다. 간의 소설기능이 정상이면 기기(氣機)가 조창(調暢)되고 기와 혈의 운행이 원활하고 편안하다. 심정이 편안하고 쾌적하게 유지되어도 비정상이면 기기가 조화되지 못하여 정지가 이상변화를 일으키게 되어 억울(抑鬱)하거나 항분(亢奮)을 일으키게 된다. 비장과 위장의 소화에 악영향을 일으키고 담즙의 분비와 배설을 좋지 않게 하여 소화기능이 좋지 않다. 신체적으로 나타나는 증상은 성미가 급해지고 짜증을 잘 내며, 가슴과 옆구리가 답답하고 배가 팽팽하게 된다. 증상이 악화되면 수종과 복수 등이 나타난다.

간장은 혈액을 저장하고 혈류량을 조절하여 간의 양기상승을 억제한다. 만약 간혈이 부족하면 인체장부와 조직, 기관의 생리활동에 악영향을 일으키게 되어 눈물이 말라 눈이 아프고, 야맹 증상이 나타난다. 간에 저장된 혈이 근육에 영양성분을 주지 못하면 손발이 뻣뻣하게 굳어진다. 또 간에서 혈을 잘 저장하지 못하면 월경과다, 육혈(衄血), 토혈이 발생한다.

간혈은 유윤작용을 하여 근육이 이완되거나 수축되어 인체가 움직일 수 있게 한다. 만약 간혈이 부족하면 근육에 영양을 줄 수 없어 손발과 사지가 저리고 굳어진다.

손톱의 영양을 간이 공급하는데 간에 병이 발생하면 손톱에 증상이 나타난다. 간혈이 풍부하고 근맥이 튼튼하고 손톱도 질기고 단단하며 색깔이 밝고 윤기가 나지만 간과 근육에 병변이 발생하면 손톱이 약해지고 얇아져 잘 부러지고 윤기가 없어진다. 손톱의 정상 여부는 간의 기능과 관계가 있다.

간이 좋으면 눈은 오색을 잘 구분하지만 간혈이 부족하면 눈은 자양하지 못하여 눈은 마르게 되어 아프고 시력이 저하된다. 간의 상태는 눈으로 나타난다.

(2) 심장(心臟)

심장은 혈액을 순환시키는 중추기관으로, 주기적인 수축과 이완을 통하여 전신에 혈액을 공급한다.

심은 전신을 주재하여 신지(神志)활동과 혈맥을 주관하며, 혈액은 맥을 통하여 인체를 순환하면서 영양을 공급한다. 혈액순환이 비정상이면 얼굴색은 회암색, 청자색을 띠고, 맥무력 증상이 나타난다.

심장기능이 정상이면 신지활동이 원활하여 정신의 사고가 올바르고 민첩하다. 심장에 병이 발생하면 마음이 편안하지 않고, 잠을 잘 이루지 못하고 다몽(多夢)이 나타난다. 만약 병이 깊으면 치매, 헛소리, 미친 사람과 같은 증상이 나타난다.

맥과 얼굴에 심장기능의 정상 여부는 나타난다. 심장의 기가 왕성하면 맥에 힘이 있고 얼굴색이 붉고 윤기가 나고 광택이 있다. 심기가 부족하면 맥은 약하고 얼굴이 창백하고 회암색, 청자색을 띤다.

심장의 혈맥과 신지의 생리기능은 혀로 나타나는데 혀의 미각과 언어기능이 정상이면 심장의 기능도 정상이다. 혀에는 혈관이 많이 분포하고 있다. 혀의 색을 통하여 기혈의 운행과 혈맥의 생리기능 상태를 알 수 있다. 심장기능이 정상이면 혀가 붉고 윤기가 있고, 잘 움직일 수 있어 미각과 언어활동에 문제가 없다. 심장의 양기가 부족하면 혀의 색은 희고 연하게 나타난다. 음기가 부족하면 혀의 색은 진한 붉은색을 띠고 혀가 오그라든다.

(3) 비장(脾臟)

비장은 혈액 중의 세균과 늙은 적혈구를 파괴한다. 인체의 운화(음식물의 소화와 영양물질)를 주관하고 기와 혈을 생성하며, 혈액을 관할하여 인체사지와 피부를 관리한다.

비장은 음식물을 소화하고 영양물질을 운반한다. 비장이 좋지 않으면 음식물의 소화는 잘되지 않아 영양성분의 흡수를 못 하고 체내로 운반하지 못하게 되어 복창, 변당, 식욕부진, 권태, 몸이 마르는 증상이 나타난다. 체내 수액의 대사와 수포를 관여한다.

비장은 청기를 올려주고 수곡의 정미를 폐로 상수하여 폐는 심장과 함께 기와 혈을 만들어 혈맥을 통하여 온몸에 영양성분을 공급한다. 비장의 기능이 좋지 않으면 현기증을 발생하고 설사, 치질, 내장하수가 나타난다.

비장은 혈액을 관리하여 혈이 경맥에서 잘 운행되게 하고 경맥 바깥으로 넘치는 것을 방지한다. 비장이 튼튼하면 피부와 근육에 영양분을 잘 공급하여 성장이 좋다.

비장이 건강하면 혀와 입이 정상적인 활동을 하고 입술이 붉고 윤기의 광택이 나며, 미각이 뛰어나고 식욕이 좋아진다. 허하면 식욕이 떨어지고 입맛을 잃는다. 비장에 열이 있으면 입속에 단맛이 있다. 비장이 좋지 않으면 입술에 붉은색이 없고 흰색을 띠고 심하면 누런색을 띤다.

(4) 폐(肺)

폐는 호흡을 주관하는 기관으로 호흡을 통하여 산소를 체내로 들이마시고 이산화탄소를 내보낸다. 호흡을 통하여 백맥(인체를 움직이는 것)을 만나게 하여 전신에 영양을 공급한다.

피모를 주관하여 피부를 따뜻하고 윤택하게 한다. 폐기가 좋지 않아 숙강을 못 하면 숨이 차고 헐떡거리고 기침을 하고 가슴이 답답하다.

폐가 흡입한 청기와 비장에서 흡수한 영양물질을 신장의 정기와 결합하여 진기를 생성한다. 폐기가 부족하면 호흡기능이 좋지 않고 진기를 잘 생성하지 못하여 몸에 힘이 없어 무력함을 느끼고 땀을 많이 흘린다.

폐는 선발을 주관하고 피모에 영양을 준다. 온몸에 기(氣)·혈(血)·진액(津液)을 장부(臟腑)와 조직, 각 기관에 공급하여 피부와 피모가 윤택하게 한다. 피모의 생장과 정상기능은 기·혈·진액 폐가 체내에 어떻게 공급하는가에 따라 결정된다. 일반적으로 인체의 외사 침범은 피모를 통하여 이루어지며, 체내에 외사가 침범하면 폐로 들어가 오한, 발열, 코 막힘, 기침, 가래 소리 등이 나타난다.

폐의 청기와 비장이 영양물질과 신장의 정기를 전신에 보내 준다. 몸속의 여분의 수액을 방광으로 하수시키며, 음식물을 하행시켜 장으로 보내어 배설시킨다. 폐가 숙강하지 못하면 수종, 요소, 소변불리가 나타난다.

폐기가 정상이면 코의 통기와 후각기능이 정상이지만 폐기가 좋지 않으면 코가 막히고 콧물이 흐르고, 후각이 좋지 않고, 발음도 좋지 않다. 폐에 병이 생기면 목이 쉬고 종기가 발생한다.

(5) 신장(腎臟)

신장은 혈액 속의 노폐물을 걸러 내어 오줌으로 내보내는 배설
기관이다.

신장은 정(精)을 저장하고 발육과 생식을 주관하며, 골(骨)을 관
할하고 수(髓)를 생성하며, 수액대사의 평형을 주관한다. 선천지정
(先天之精)과 후천지정(後天之精)에서 생성된 정기를 인체대사에
사용하고 남은 것은 신장에 저장한다. 신장의 정기가 부족(정을 저
장하지 못하면)하면 생장발육과 생식능력에 영향을 미쳐 불임증,
탈모, 소아 발육지체, 근골이 약해진다. 체내에서 필요하지 않은 수
액은 땀이나 소변으로 몸 밖으로 배출하고 필요한 수액을 저류하
여 체내 수액의 평형을 조절한다.

신장은 폐의 청기를 잘 받아들이게 한다. 신장의 기능이 좋지 않
으면 호흡이 얕게 되고 움직일 때마다 기침을 하고 내쉬는 숨은 많
고 들이마시는 것은 적어진다. 신장에 정(精)이 충분히 저장되면 골
수가 가득 차고 골격이 튼튼하고 청각기능이 정상이지만 허하면
골격의 생장과 발육이 저하된다. 허리와 무릎이 시리고 뼈가 연약
해고 근맥이 잘 이완되어 오래 서 있지 못하고 이명, 청력 감퇴가
나타난다.

신장의 정상기능 여부는 모발로 나타난다. 신장 기능이 정상이면
머리털의 생장을 촉진하고, 신장이 좋지 않으면 모발이 푸석푸석하
고 탈모된다. 모발의 생장과 발육은 혈의 자양으로 이루어지는데
간에서 피를 저장하고 나머지 피로 머리카락을 만든다.

3.2. 육부(六腑)

(1) 대장(大腸)

대장은 큰창자라고도 하며, 길이가 약 150~160㎝이고 맹장(盲腸), 결장(結腸), 직장(直腸)으로 구성되어 있다.

대장은 소장에서 음식물을 받아 수분을 흡수하고 찌꺼기는 항문을 통하여 배출한다. 병이 생기면 이질, 변결(便結) 등이 나타난다.

(2) 소장(小腸)

소장은 위와 대장 사이에 위치하고 있으며, 길이는 약 6~7m에 이르는 소화관으로서 소화운동을 통하여 음식물에 함유된 영양분을 소화, 흡수하는 기관이다.

소장은 음식물을 소화시키고 영양분과 찌꺼기를 구분한다. 수곡의 정미(영양분)를 흡수하여 비장을 통하여 폐로 보낸다. 병이 생기면 소화불량, 대소변의 이상이 발생한다.

(3) 담(膽)

담은 간에서 분비된 쓸개즙을 저장하고 배설하는 기관으로서 담낭(膽囊)이라고도 한다. 담즙은 간의 소설기능에 의하여 소장으로 배설되고 음식물의 소화에 관여한다. 간의 소설기능이 저하되면 담즙의 배설에 영향을 주고 비장과 위의 소화기능에도 영향을 미쳐, 옆구리가 팽팽하고, 배가 더부룩하고 변당(便溏)을 일으킨다.

(4) 위(胃)

위는 식도와 소장(십이지장) 사이의 'J'자 모양의 소화기관으로
위에서 분비되는 물질과 음식물을 일시적으로 저장하는 소화기관
이다. 위 내벽세포에서는 펩시노겐과 염산을 분비하며, 염산은 음
식물에 함유된 세균과 미생물을 없애 주며, 펩시노겐을 활성화시켜
단백질을 분해하며 소화시킨다.

(5) 방광(膀胱)

방광은 신장에서 보낸 소변을 저장했다가 배출시키는 기관이다.
근육질의 확장으로 인하여 소변량과 크기, 두께가 변하며 성인 남
성은 약 600㎖, 여성은 약 500㎖ 정도를 저장한 후 배출한다.

(6) 삼초(三焦)

삼초는 호흡기관, 소화기관, 비뇨생식 기관으로 이루어져 있다.
호흡기관(呼吸器官)은 상초에 속하는 것으로 생명활동에 직접적으
로 관여하며, 온몸의 기, 혈, 진액, 수곡의 정미를 온몸에 보내는
역할을 한다. 중초에 속하는 소화기관(消化器官)은 섭취한 음식물
의 영양소를 저장하고, 소화, 흡수하는 기관으로 인체의 정을 화생
한다. 하초는 비뇨기관(泌尿器官)을 의미하며 소변을 만들고, 소변
을 몸 밖으로 내보내는 기관으로 신장, 수뇨관, 방광, 요도로 구성
되어 있다. 생식기관(生殖器官)은 생물의 유성생식(有性生殖)을 하
는 기관으로 생식기 또는 성기라고도 한다.

3.3. 인체의 기(氣), 혈(血), 진액(津液), 정(精)

(1) 기(氣)

기(氣)는 형체가 없지만 인체 생명활동을 유지하기 위한 물질로서 신진대사 과정에서 생성되어 전이활동을 통하여 생명을 유지시킨다. 기의 역할은 장부조직의 정상적인 생리기능과 체온을 유지한다. 질병에 대한 방어력, 면역력을 증대시키고 체액조절기능을 조절한다. 생명을 유지하기 위해서는 기를 취합하여야 하고 기의 취합이 흩어지면 생명활동은 중지된다.

기는 선천의 정기와 수곡의 기, 흡입한 청기로 폐, 비위, 신장에서 생성되며, 배꼽 아래 단전에 저장된다.

기에는 종기와 영기가 있다. 종기는 폐로 흡입된 청기와 수곡의 정기가 결합하여 가슴에 축적되며, 목구멍에서 발생하여 호흡을 담당하고, 언어, 기혈의 운행을 주관한다. 영기는 음식의 정기에서 화생되어 영양물질을 함유하고 있으며, 혈액을 통하여 영양물질을 온몸에 공급한다. 위기는 맥 외에서 운행하는 기로서 외사의 침입을 막고 기육, 피모를 따뜻하게 하고 체온을 유지시켜 준다.

선천정기(先天精氣)는 부모로부터 물려받은 정기로 유전적이며, 후천정기(後天精氣)는 음식물의 소화, 흡수에 의하여 섭취한 영양소이다.

생장과 발육, 장부경락의 조직, 기관의 생리작용, 혈액의 생성과 순환, 진액의 생성과 수포 등은 기의 추동작용(推動作用)으로 발생한다.

온후작용(溫煦作用)은 양기(陽氣)의 기화(氣化) 작용에 의하여 열을 발생시켜 인체의 체온을 유지시키는 것이다.

방어작용(防禦作用)은 외표(外表)를 보호하여 인체 악영향을 미치는 사기(邪氣)가 체내로 유입되는 것을 막는 것이다. 기표를 도와 육음의 사(풍(風)ㆍ한(寒)ㆍ서(暑)ㆍ습(濕)ㆍ조(燥)ㆍ화(火)의 침임을 막거나 체내로 유입된 사기는 체외로 배출시킨다.

고섭작용(固攝作用)은 인체의 혈액, 진액, 정액 등이 체외로 유실되는 것을 방지하는 것이다.

기화작용(氣化作用)은 생리기능을 통하여 음식물에서 영양물질을 얻어 인체에 필요한 기, 혈, 진액 등을 생성하고 전신에 공급한 뒤 체외로 배설(排泄)시키는 작용이다.

영양작용(營養作用)은 수곡지기에서 생성된 기와 진액이 결합하여 혈액으로 만들어 경맥(經脈)을 통하여 체내로 공급한다.

기허증(氣虛證)은 체내의 기의 왕래가 부족하거나 육체노동으로 인하여 기가 부족해진 상태로 면역능력(免疫能力)이 저하하여 피로권태(疲勞倦怠)를 쉽게 느끼는 증상이다. 기체증(氣滯證)은 기가 울체(鬱滯)되어 순행(循行)되지 않아 기가 제대로 소통하지 못하는 상태로 간기(肝氣)의 울결(鬱結)이 나타난다. 기역증(氣逆證)은 기가 위쪽으로 올라가는 특성으로 인하여 폐(肺)ㆍ위(胃)의 숙강(肅降)기능을 저하시켜 이상을 초래한 것으로 딸꾹질, 구토, 트림 등의 증상이 나타난다.

(2) 혈(血)

혈은 혈관 내부를 운행하면서 인체에 영양물질을 공급하는 것으로 생명활동에 중요한 역할을 한다. 혈의 생성은 수곡의 정미, 영기, 정수를 이용하여 비위, 폐, 심, 간, 신장들의 활동을 통하여 생성된다. 간은 혈량을 조절하고 심장은 혈을 순환시키며, 비장은 혈액이 혈관 밖으로 넘치지 않게 한다. 혈의 생리적 기능은 인체의 조직과 세포에 영양물질을 공급하여 건조하지 않게 한다. 만약 인체에 혈이 부족하면 불면(不眠), 다몽(多夢) 증상이 나타난다.

혈허증(血虛證)은 혈이 체내에 부족하여 발생하는 병이다. 영양성분과 자윤작용이 원활하지 못하여 발생하는 질병으로 피부가 거칠어지고 윤기가 없고 현운(眩暈) 등의 증상이 나타난다. 혈어증(血瘀證)은 혈액의 흐름이 원활하지 못하여 발생하는 병으로 통증(痛症), 어반(瘀斑), 종괴(腫塊) 등이 나타난다. 혈열증(血熱證)은 혈맥(血脈) 내에 열이 있는 증상으로 혈액의 운행이 빨라지고 혈관이 확장되는 병증이다.

(3) 진액(津液)

진액은 인체의 수액(水液)으로 장부조직의 액체와 분비물이다. 진(津)은 맑고 가볍고 유동적으로 체표와 기육(肌肉)에 존재한다. 혈액 속에서 자윤작용(滋潤作用)을 한다. 액(液)은 탁하고 무거우며, 유동성이 작고 관절, 뇌, 골수 등에 분포되어 유양작용(濡養作用)을 한다. 소변은 진액대사를 마친 것이고, 대변은 수곡의 정미를 흡수하고 남은 찌꺼기이다. 진액은 혈맥(血脈)으로 들어가 혈액의 일부가 되고 인체의 진액대사(津液代謝)를 통하여 음과 양의 평형을 유지시킨다.

(4) 정(精)

정(精)은 인체가 성장하고 발육하는 데 필수적인 물질로서 신(腎)에 저장된다. 인체를 구성하고 추동(推動)하여 생명을 유지하고 생식(生殖)을 한다. 정은 혈과 진액이 정선시켜 정을 생성하고 인체의 질병을 치료하고 외사의 침입을 막는다.

3.4. 인체(人體)와 음양오행(陰陽五行)

양(陽)은 활동적이고 밖으로 향하며, 뜨거우며, 형체가 없고, 밝고, 동적이다. 음(陰)은 안으로 들어가고, 아래고 내려가며, 차갑고, 형체가 있으며, 어둡고, 억제하고, 정적이다. 음과 양의 속성은 서로 대립의 관계에 있으며, 음은 양을, 양은 음을 제약한다. 그러나 음과 양은 단독적으로 존재할 수 없으며, 음이 줄어들면 양이 증대되고 양이 줄어들면 음이 증대된다. 음과 양은 체내에서 평형을 이루게 되는데 만약 평형을 잃으면 질병이 발생된다.

오행은 木(목), 火(화), 土(토), 金(금), 水(수)로서 木(목)은 나무와 줄기가 굽어 있거나 직선으로 자라서 위쪽으로 향하거나 바깥으로 자라는 생장모습을 의미한다. 火(화)는 불이 연소하면서 따뜻하고 열기가 위로 올라가는 모습을 의미하고 있다. 土(토)는 곡식을 심고 수확하는 의미를 가지고 있다. 金(금)은 조건에 따라서 순종하여 형태를 변화시키는 것으로 변혁, 순종하여 형태를 변화시킨다. 水(수)는 자윤하고 내려가는 현상을 의미한다. 간은 조달하고 소설하는 기능이 있어 木(목)에 속한다. 심장은 온후작용이 있어 火(화)에 속하며, 비장은 생화(生化)의 근원이어서 土(토)에 속한다. 폐는 숙강을 주관하여 金(금)에 속하고, 신장은 水(수)를 주관하고 정을 저장하여서 水(수)에 속한다.

인체와 음양과의 관계				
오행(五行)	계절(季節)	기후(氣候)	오색(色)	음양(陰陽)
木(목)	봄	온(溫)	청(靑)	陽(양)
火(화)	여름	열(熱)	적(赤)	陽(양)
土(토)	장하(長夏)	습(濕)	황(黃)	中(중)
金(금)	가을	조(燥)	백(白)	陰(음)
水(수)	겨울	한(寒)	흑(黑)	陰(음)

해가 떠올라서 질 때까지 양(陽)의 기운은 성쇠(盛衰)한다.
해가 지고 새벽이 될 때까지 음(陰)의 기운이 성쇠(盛衰)한다.

인체의 얼굴과 몸의 형태에 따라 오행체질을 구분할 수 있다.

(1) 목(木) 체질

목(木) 체질은 피부가 청색을 띠고 있으며, 얼굴은 직사각형이고 수족이 작다. 머리가 작고 얼굴이 길고 어깨 폭이 넓고 등줄기가 뻗어 있다.

체내에 열이 많고 습이 적은 체질로 상초가 발달하고 하초는 약하며 추위와 더위를 많이 탄다. 간, 담이 크고 비장, 위장, 대장이 작다. 가을과 겨울에 몸이 약하고 봄, 여름에는 건강하다.

성격은 생각을 많이 하고 착하고 부드럽고 진취적이다. 성질이 급하고 내성적이며, 독선적이고 자신감 있고 우월감과 책임감이 강하다. 참을성이 없고 표정을 감추지 못하여 스트레스를 잘 받는다. 모든 일을 시작할 때에는 왕성하게 하지만 끝을 맺지 못한다.

냉수를 좋아하고 식사량이 많다(흡수력은 강하고 배설기능은 약하다.). 신맛은 좋지만 매운 음식은 피하여야 한다. 목형에 유익한 음식(약성이 음적이고 한성 식품이 체질에 맞다.)은 돼지고기, 오리고기, 미꾸라지, 붕어, 오이, 배추, 포도, 배, 현미, 밀, 팥, 조개류, 알로에, 보리, 죽염이며, 해로운 음식(성미가 양적이고 열성 식품은 체질에 맞지 않는 음식)은 닭고기, 개고기, 인삼, 꿀, 향신료 등이다.

유의해야 하는 질병은 감염, 지방간, 담석증, 고지혈증, 고혈압, 위염, 전립선 비대증 등이다.

(2) 화(火) 체질

화(火) 체질의 피부는 붉은빛을 띠고 얼굴의 형태는 역삼각형이다. 머리가 작고 턱이 앞으로 나와 있으며, 어깨, 등, 허리, 배 등에 살이 많으며, 팔다리의 균형이 잘 잡혀 있다. 체내에 열과 습이 많은 체질로 대부분 키가 크고 뚱뚱하다. 열이 많아 땀이 나서 피부가 거칠고 어두운 편이다.

장부의 특징은 심장과 소장이 크고 폐, 대장, 신장, 방광이 작다. 봄, 여름에는 건강하고 가을, 겨울에 병이 나기 쉽다.

성질이 급하여 외향적인 성격을 가지고 있다. 웃기를 잘하고 너그럽고 과묵하며 욕심이 많고 게으르다. 화를 잘 안 내지만 한 번 화를 내면 오래간다. 자기 위주로 생각하고 자기 자랑을 많이 한다. 저돌적이고 사생결단을 하며 버릇이 없다.

체내에 냉열이 많아 냉수를 좋아한다. 식욕이 좋아 많이 먹어 비만하기 쉽다. 흡수력은 강하고 배설기능은 약하여 변비가 되기 쉽다. 쓴맛을 좋아하며, 짠 음식은 피하여야 한다. 유익한 음식(약성이 음적이고 한성 식품)은 돼지고기, 소고기, 연근, 길경, 배, 사과, 잣, 호두, 쌀, 콩이고 해로운 음식(약성이 양적이고 열성 식품)은 개고기, 고등어, 갈치, 인삼, 꿀 등이다.

유의해야 하는 질병은 고혈압, 관동맥, 협심증, 담석증, 지방간, 간경화, 고지혈증, 위궤양, 변비, 당뇨병 등이다.

(3) 토(土) 체질

토(土) 체질의 피부는 노란빛을 띤다. 얼굴의 형태는 원형으로 머리가 작다. 어깨 등줄기가 곧고 배가 크다. 다리는 근육질이다. 몸에 열이 많고 눕기를 좋아한다. 몸에 쉽게 멍이 들고 머리가 일찍 희어지는 사람이 많다.

비장과 위장이 크고 신장, 방광, 간, 담이 작아 가을 겨울에 건강하고 봄, 여름에 허약하다. 혈압이 대체로 낮은 편으로 조금만 높아도 괴롭다.

성격이 급하고 외향적인 성격이다. 일은 미리 준비를 다 해 놓고 기다려야 하는 성격으로 눈치가 빠르다. 일을 잘 만들고 추진력은 좋으나 뒤처리는 잘못하여 흐지부지하는 편이다. 호기심도 많고 사교성도 좋고, 봉사정신도 강하다.

체내에 냉열이 많아 냉수를 좋아한다. 식욕이 좋아 많이 먹어 비만하기 쉽다. 흡수력은 강하고 배설기능은 약하여 변비가 된다. 쓴맛을 좋아하고 짠 음식은 피하여야 한다. 유익한 음식(약성이 음적이고 한성 식품)은 보리, 팥, 소고기, 돼지고기, 복어요리, 게, 새우, 생굴, 배추, 양배추, 오이, 배, 참외, 딸기, 포도 등이고 해로운 음식(약성이 양적이고 열성 식품)은 감자, 닭고기, 개고기, 염소고기, 노루고기, 미역, 파, 생강, 후추, 겨자, 계피, 사과, 귤, 오렌지, 카레 등이다.

유의해야 하는 질병은 위산 과다, 속 쓰림, 위염, 위경련, 위궤양, 구토, 설사 등이다.

(4) 금(金) 체질

금(金) 체질의 피부는 흰색계통이다. 얼굴의 형태는 정사각형으로 얼굴, 머리, 어깨, 배, 수족 등 전체적으로 체격이 작다. 체내에 냉이 있고 습이 적으며 건조한 체질이다. 키가 작고 보통 체격으로 피부에 핏기가 없다.

장부의 특징은 폐, 대장이 크고 간, 담, 심장, 소장이 작다. 가을, 겨울에 건강하고 봄, 여름에는 허약하다.

성질이 급하지 않고 내성적으로 차분하고 세밀하나 용기가 적다. 화가 나면 스스로 위안하고 속으로 삭인다.

항상 따뜻한 물을 좋아하고 적게 마신다. 비위가 약하여 식사량이 일정하다. 비위의 냉(冷)으로 흡수력이 약하며 소변량이 많다. 매운 음식을 좋아한다.

유익한 음식(약성이 양적이고 온성 식품)은 닭고기, 소고기, 김, 미역, 감자, 마늘, 후추, 찹쌀, 옥수수, 인삼, 꿀, 참기름 등이고 해로운 음식(약성이 음적이고 한성 식품)으로 돼지고기, 오이, 참외, 보리, 팥, 밀, 현미, 알로에 등이다.

유의해야 하는 질병은 해수, 기침, 폐결핵, 위장장해, 소화불량, 고혈압, 위장질환, 빈혈 등이다.

(5) 수(水) 체질

수(水) 체질의 피부는 검은색 계통으로 얼굴의 형태는 정삼각형으로 키가 큰 편이다. 머리가 크고 턱이 각이 있으며, 어깨가 작고 배가 크다. 동작이 민첩하고 재빠르다. 체내에 한(寒)이 많고 습(濕)이 있다. 상초는 빈약하고 하초가 좋다.

장부의 특징은 신장과 방광이 크고 비장 위장이 작아 가을, 겨울에 건강하고 봄, 여름에는 허약하다.

내성적이며, 정직하고 고집이 세다. 화를 잘 안 내지만 한 번 화를 내면 오래간다. 자기 위주로 생각하고 자기 자랑을 잘한다.

뜨거운 물을 잘 마시고 물을 적게 먹어 흡수력이 약하고 배설기능이 강하여 식사량이 많고 살이 찌지 않는다. 소변은 투명하고 자주 보며 양이 많다. 유익한 음식(약성이 양적이고 온성 식품)은 소고기, 개고기, 염소고기, 명태, 무, 사과, 밤, 쌀, 콩, 꿀, 인삼 등이고 해로운 음식(약성이 음적이고 한성 식품)은 돼지고기, 조개류, 배추, 보리, 팥, 메밀, 알로에, 죽염 등이다.

유의해야 하는 질병은 신장염, 방광염, 요도염, 부종, 협심증, 심부전, 부정맥, 해수, 습담, 폐결핵 등이다.

04

노화와 질병

　노화(老化)는 시간이 흐름에 따라 신체기능이 퇴화한 것이다. 세포노화는 세포가 분열할 수 있는 능력을 상실한 것이다. 신체가 노화되면 외부의 자극에 대한 대처 능력이 감소하고 항상성(恒常性)을 유지하지 못하게 되며, 질병의 위험도가 증가한다. 건강수명이란 질병이나 장애 없이 건강하게 사는 나이를 의미한다. 2007년 한국인의 건강수명은 남성이 67.4세, 여성이 69.6세로 여성이 남성보다 높게 나타났으며, 평균수명은 남성은 74.4세, 여성은 81.8세로 건강수명과 같이 여성이 남성보다 장수하는 것으로 나타났다.

4.1. 노화

노화의 원인은 다음과 같다.

첫째, 활성산소 등으로 세포가 손상되고 손상된 세포의 재생과 복구가 늦어진다.

둘째, 생물학적 유전자에 포함된 유전정보에 의하여 일정시간이 되면 자연적인 노화를 유발한다. 시력은 흐려지고, 머리털은 검정색에서 흰색으로 변하고, 뼈에서는 칼슘이 빠져나가 골다공증이 유발된다.

노화에 의한 신체변화는 순환기계 및 호흡기능의 감소, 운동능력과 반사감각 기능 저하, 외부자극에 대한 적응력과 회복능력 감소, 오장육부의 기능 퇴화, 관절과 골격의 빈약이 나타난다.

활성산소란 호흡과정에서 몸속으로 들어간 산소가 산화 대사과정에서 생성된다. 생체조직을 파괴하고 세포를 손상시키는 산화력이 강한 산소이다. 환경오염과 화학물질, 자외선, 혈액순환장애, 스트레스 등으로 인하여 산소가 과잉 생산된다. 과잉 생산된 활성산소는 체내에서 산화작용을 일으켜 세포막, DNA, 세포 구조의 손상을 초래하여 세포가 기능을 잃게 된다. 활성산소는 돌연변이나 암을 유발하기도 하며, 각종 질병과 노화의 원인이 된다.

활성산소를 억제하는 식품으로서 항산화제라고도 한다. 항산화제란 체내에서 생성된 활성산소가 과산화지질과 결합하여 세포막을 손상시키는 것을 억제하는 물질로서 항산화활성을 발휘하여 체내의 활성산소를 억제하고 노화와 질병을 예방한다. 활성산소를 줄이는 식품에는 토코페롤(비타민 E), 녹차, 땅콩, 로열젤리, 딸기, 토마

토, 사과, 파프리카, 시금치, 녹차, 브로콜리, 당근, 귤, 콩나물, 양
파, 무 등에는 비타민, 글루타티온, 베타카로틴(β－carotene) 등이다.

4.2. 노인성 질환

(1) 오십견(五十肩)

어깨 관절의 관절막이 퇴화되어 염증을 유발하는 질병으로 주로
40~70대에서 많이 발생한다. 증상은 어깨를 움직이기 어렵고 통
증이 심하고, 뒷목이 뻣뻣하며, 통증이 있는 방향으로 돌아눕기가
힘들다. 처음에는 어깨 부위가 가끔 아프지만 통증은 점점 심해진
다. 시간이 흐를수록 어깨 관절이 점점 굳어지면서 어깨나 팔을 움
직이기 어려워진다. 통증은 밤에 더욱 악화되어 잠을 설치게 된다.
오십견은 예방이 매우 중요하다. 예방은 자세를 바르게 유지하고
운동으로 어깨 관절을 튼튼하게 하고 온열요법으로 혈액순환을 좋
게 해야 한다.

운동방법은 타월의 양 끝을 머리 위에서 잡고 서서히 뒤로 넘긴
다. 등 뒤로 타월을 대각선으로 아픈 팔을 밑으로 잡고 타월을 서
서히 위로 당긴다. 아픈 팔을 위로 쭉 편 상태에서 타월의 양끝을
잡고 서서히 옆으로 당긴다.

생유자 4~5개를 잘게 썰어 거즈에 싸서 목욕하거나 진피물로
목욕하면 좋다.

(2) 신경통(神經痛)

말초신경계가 저린 것으로 가벼운 통증과 힘든 격통 등 통증이 발작적, 지속적으로 일어난다. 3차 신경통(안면신경통)은 통증이 격렬하고 발작적이다. 좌골신경통은 발생 빈도가 가장 높다. 허리에서 하지까지 통증이 온다. 늑간신경통은 발작성 가슴의 통증이다. 경완신경통은 목, 어깨, 손에 발생하는 통증이다. 신경통에 좋은 것은 갈근탕(葛根湯)으로 갈근 8g, 마황, 대추, 생강 각 4g, 계피, 작약 각 3g, 감초 2g을 달여 먹는다.

(3) 천식(喘息)

주기적으로 호흡곤란이 발생하는 것으로 심장천식과 기관지천식이 있다. 심장천식은 심장질환이나 고혈압 등에 의하여 나타나는 발작성 호흡곤란이고, 기관지천식은 기관지의 연축(攣縮), 협소, 점막종창(粘膜腫脹)으로 인하여 호흡기가 좁아져 발생하는 발작적 호흡곤란이다.

천식에 좋은 것은 행길탕으로 도라지, 살구씨, 양파를 함께 넣고 달인 것으로 깨끗한 도라지와 껍데기를 벗긴 살구씨를 물 1ℓ에 도라지 20g, 살구씨 100개, 양파 1개를 함께 넣어 약한 불로 달여 수시로 마신다.

(4) 뇌졸중

뇌졸중은 뇌혈관 질환으로 중풍(中風)이라고도 한다. 뇌에 혈액

을 공급하고 있는 혈관이 막히거나 터져 뇌가 손상된 신경학적 증
상이다.

1) 뇌혈전은 뇌동맥에 동맥경화증이 발생하여 혈관 내벽이 좁아
   져 응고된 혈액이 혈관을 막아 버린 것이다. 혈액 공급을 받지
   못하면 뇌조직이 파괴되어 사망률은 낮으나 재발률이 높다.

2) 뇌경색은 뇌혈관이 아닌 부위에 핏덩어리가 뇌동맥을 막는 것
   이다. 젊은 사람에게 많이 발병한다.

3) 뇌출혈은 뇌 속의 작은동맥이 터져 피가 뇌실질 속으로 흘러
   들어가 뇌세포의 기능을 파괴한 것이다. 고혈압이 원인이 되
   어 동맥이 약해져 발생한다. 갑자기 발생되지만 오랫동안 고
   혈압으로 앓는 사람에게 많이 발병한다.

4) 지주막하 출혈은 뇌동맥이 터져 뇌의 지주막에 출혈이 발생한
   것이다. 배변 중에 잘 발생하고 정신적 흥분, 긴장이 발작의
   원인이다. 사망률은 매우 높다.

5) 고혈압성 뇌증은 뇌의 혈압이 갑자기 증가하여 순환장애의 이
   상으로 생긴 병으로 중증일 때는 반신이 마비되거나 의식이
   흐려진다.

6) 뇌혈관이 막히거나 터져서 뇌세포가 죽게 되면, 뇌기능에 장
   애가 발병한다.

뇌기능 장애는 다음과 같이 요약할 수 있다.

① 반신마비는 팔, 다리를 움직이게 하는 운동 신경에 이상이 발
   생한 것이다. 발병한 뇌의 반대쪽에 마비가 온다.

② 반신 감각장애는 손상된 뇌의 반대쪽 얼굴, 팔, 다리에 감
   각장애가 생기며 반신마비를 일으킨다.

③ 언어장애는 좌측 뇌기능의 장애로 정신은 명확한데 갑자기 말을 못 하거나, 다른 사람의 말을 이해 못 한다.

④ 발음장애는 혀, 목구멍, 입술 등의 근육이 마비되어 정확한 발음을 못 하는 것으로 팔, 다리의 마비와 함께 나타난다.

⑤ 시력 및 시야장애는 뇌졸중이 후두엽에 생겼을 때는 반대쪽 시야가 어둡고 캄캄해지고 한쪽 눈이 보이지 않는 증상이다.

(5) 관절염(關節炎)

관절 안에 세균이나 외상과 같은 어떤 원인에 의해서 관절에 염증이 생긴 것으로 관절이 붓고 아프며 뻣뻣해진다. 장기간 이어지면 부종과 통증 등을 일으키며 관절의 변형과 손상이 온다. 류머티스 관절염은 관절의 통증, 부종, 운동 제한, 기능 소실 등이 나타나고 퇴행성 관절염은 관절 연골이 닳아 없어져 퇴행성으로 변화된 것이다.

소염 작용이 강한 지치뿌리, 이뇨작용인 질경이뿌리(車前子), 진통작용인 애기똥풀, 가지 잎을 각각 20g을 달여서 1회 분량으로 복용한다.

(6) 골다공증(骨多孔症)

골다공증은 골의 화학적 조성은 변화가 없지만 골량이 감소하여 미미한 충격에 쉽게 골절을 일으키는 질환이다. 에스트로겐의 결핍과 칼슘 및 인 대사장애 등에 의하여 발병한다. 뼈의 질량이 적어지고 노화로 생긴 질병이다.

골다공증의 증상은 다음과 같다

① 뼈가 약하여 골절이 잘된다.

② 척추가 변형이 되어 키가 작아지는 퇴행성 변화를 일으킨다.

③ 피로감, 어깨통증, 무릎, 손목관절의 통증이 있다.

골다공증의 발생은 유전적 체질적 원인에 의하여 발병한다. 골질은 정상적으로 흡수되지만 골의 형성이 원활하지 않은 것이다. 전체적으로 뼈가 약해지고 골다공증은 척추에 쉽게 발생한다.

골다공증은 다음과 같이 전조증상을 발생한다.

① 육체적으로 쉽게 피로감을 느낀다.

② 처음에는 앉았다가 일어날 때 또는 보행 시에 약간의 통증을 느끼지만 통증은 시간이 지남에 따라 악화된다.

③ 갑자기 척추에 통증이 발생하는 것은 척추 뼈에 이상이 발생한 것이다.

④ 허리와 등에 통증이 발생한다.

골다공증의 성호르몬 결핍, 비타민 D 부족, 칼슘부족, 운동부족, 저체중, 폐경 등이 원인이다. 예방은 칼슘섭취를 증대시키고 짠 음식을 피한다. 일광욕을 실시하여 비타민 D를 흡수하고 우유, 버터, 치즈 등의 유제품, 멸치와 같이 뼈째 먹는 생선, 녹황색 채소, 과일 등을 복용한다.

골다공증에 좋은 한약재는 홍화씨를 불에 살짝 볶아 분말하여 진하게 달인 생강차에 반 순갈씩 넣어 식전에 복용한다. 위장 장애가 있으면 그냥 달여서 차처럼 마시는 것이 좋다. 숙지황(熟地黃)은 생지황을 아홉 번 찌고 아홉 번 햇볕에 말린 것으로 약성이 따뜻하여 신기(腎氣)를 돕고 혈(血)을 보한다. 골수(骨髓)를 증대시키고 정(精)을 채워 준다. 천문동과 맥문동(天門冬, 麥門冬)은 오랫동안 먹으면 몸이 가뿐해지고 오래 살며 배고프지 않다. 육종용은 정(精)과 수(髓)를 보한다. 정기(正氣가) 소모되어 얼굴의 검은 증상을 치료한다. 녹용(鹿茸)은 신(腎)이 허한 것을 보하는데 허리와 신(腎)이 냉한 것을 치료한다. 우슬(牛膝)은 골수(骨髓)를 보하여, 관절에 좋다. 백자인(柏子仁)은 측백나무의 종인으로 신장(腎臟)이 찬 것을 치료한다. 산수유(山茱萸)는 신(腎)을 보호하여 정(精)과 수(髓)를 보충하고 정액을 굳건하게 한다. 신(腎)을 따뜻하게 하고 정액이 저절로 나가지 못하게 한다. 구기자(苟杞子), 토사자(兎絲子), 복분자(覆盆子), 차전자(車前子), 오미자(五味子)는 신정(腎精)을 생성시키고 신기(腎氣)를 돋아서 정력(精力)을 향상시킨다.

좋은 음식은 칼슘흡수를 억제하는 염분을 제거하여야 하며, 우유, 버터, 치즈 등의 유제품, 멸치와 같이 뼈까지 먹을 수 있는 생선류, 미역이나 다시마와 같은 해조류, 비타민이 많이 함유된 녹황색 채소나 과일을 많이 섭취하여야 하며, 일광욕 자주 실시하여야 하며, 규칙적이고 지속적인 운동을 실시하여야 한다.

(7) 변비(便秘)

대변의 횟수와 양이 적고 건조하며, 배변 후에도 대변이 남아 있다고 느껴지는 것도 변비라고 할 수 있다. 노인성 변비의 원인은 소식하고 근육이 약해져 내장이 아래로 처지고, 장의 운동력도 저하되고 배변을 할 때 들어가는 힘이 약하고 평소 운동량이 적어 혈액순환이 좋지 않은 등의 영향으로 배변 능력이 저하된 것이 원인이다.

노인성 변비의 예방은 섬유질이 많은 음식과 충분한 수분을 섭취한다. 좋은 음식은 사과, 복숭아, 키위, 바나나, 시금치, 아욱, 해조류, 고구마, 매실, 우엉, 현미, 메밀, 꿀, 배, 마늘, 콩, 보리 등이 좋으며, 꿀 1숟가락에 파 3뿌리를 넣고 달여 마시면 변비에 효과가 좋다.

(8) 감기

차가운 바람에 의해 발병하는 풍한감모(風寒感冒)는 무한(無汗)하고 청백(淸白)하고 백태(白胎)가 끼게 된다. 이러한 경우에는 생강 10g, 멥쌀 50g으로 죽을 쑤어서 먹는다.

뜨거운 열에 의하여 발생하는 풍열감모(風熱感冒)는 무한(無汗), 황태(黃苔)가 끼게 된다. 신선한 무 500g을 잘게 썰어 양념으로 버무려 무채를 만든다. 단 식초는 넣지 않는다.

(9) 기관지염

급성과 만성으로 나누어지며, 원인은 세균, 바이러스, 진균(眞菌) 등의 감염에 의한 것이 가장 많다. 건강한 사람도 저항력이 약화되면 감염되기 쉽다. 대도시의 오염된 공기는 만성적으로 기관지에 자극을 주어 염증을 일으키기 쉽다.

기관지염에 좋은 음식으로는 약한 호흡기를 보해 주는 인삼, 영지, 기침에 좋은 녹용, 감, 살구씨, 사과, 은행, 도라지, 당근, 마늘 물엿, 대추 당근차, 오과차, 배시럽, 연근즙, 메주콩 등이 있고 편도선염은 검은콩, 배, 도라지, 금귤, 소태열매 등이 있다.

(10) 소화불량

원인이나 질환 없이 복부팽만감, 통증 등이 반복되는 질환으로 스트레스와 관련이 많은 것으로 알려져 있다. 소화불량에 좋은 음식으로는 요구르트, 우유, 옥수수, 발효식품, 올리고당, 카레, 고구마, 구약나물, 콩, 해조류, 과일 등의 음식이 효과적이다.

장을 건강하게 만드는 5가지 수칙

① 일주일에 3회 이상 운동을 한다.

② 잠자리에 들기 전 복부 마사지를 한다.

③ 스트레칭과 심호흡으로 스트레스를 풀어 준다.

④ 규칙적인 배변 습관을 들인다.

⑤ 습관적인 설사약이나 지사제 복용은 피한다.

(11) 우울증

우울한 기분에 빠져 의욕을 상실하여 무력증, 고립감, 허무감, 죄책감, 자살충동 등에 사로잡히는 일종의 정신질환으로 증상은 우울하고 괜히 슬퍼지거나 불안해지기도 하고, 무슨 일을 해도 재미가 없고 잘 웃지도 않게 된다.

우울증에 예방하기 위한 좋은 습관은

① 자신의 억눌린 감정을 누군가에게 말하자.

② 스트레스를 잊고 지내자.

③ 규칙적으로 생활하고 균형 잡힌 식습관을 갖자.

④ 오랜 기간 집에 혼자 있는 것을 피하자.

⑤ 가능한 한 부정적인 생각을 버리고 즐거운 생각을 많이 하도

록 하자.

(12) 고혈압(高血壓: Hypertension)

고혈압은 혈액이 혈관 벽에 가해지는 힘이다. 혈압의 측정은 수축기혈압(최고혈압)과 확장기혈압(최저혈압)으로 나눈다. 수축기혈압이란 심장이 수축하면서 혈액을 인체에 보낼 때 혈관에 가해지는 압력이고 확장기혈압은 심장이 확장(이완)하면서 혈액을 받아들일 때 혈관이 받는 압력이다. 정상 혈압은 120(수축기 혈압)/80mmHg(이완기 혈압)이고 140/90mmHg 이상이면 고혈압에 속하고 저혈압 100/60mmHg 이하이다.

고혈압의 발생은 유전적 원인, 음주, 흡연, 고령, 운동부족, 비만, 식습관, 스트레스 등이 원인으로 고혈압에 의한 합병증은 뇌경색, 뇌출혈, 망막출혈, 실명, 협심증, 심근경색, 부정맥, 심부전, 단백뇨, 혈뇨, 뇌출혈을 일으킨 환자 중 고혈압의 질환이 원인이 되어 발병한 것이 약 60%이다.

고혈압에 좋은 음식 토마토는 비타민 C가 풍부하고 소화가 잘되어 인체를 강건하게 만들어 준다. 청국장은 정장효과가 뛰어나고 설사와 변비를 개선해 주고 신진대사를 촉진시켜 준다. 감자는 당이 적고 수분과 칼슘, 인 등의 무기질이 풍부한 알칼리 식품이다. 사과는 펙틴이 많이 들어 있어 정장효과가 있고 변비와 설사를 막아 준다. 샐러드는 칼로리가 낮고 신선한 채소로 인하여 인체에는 좋다. 콩은 고단백, 저칼로리 불포화 지방산을 함유하고 있어 건강에 좋다. 호박은 카로틴이 풍부하고 섬유질이 많아 변비예방에도 좋다. 양파는 몸속의 콜레스테롤을 저하시키고 혈액순환을 원활하게 해 준다.

고혈압 예방법은

① 음식을 골고루 섭취하여야 하고 짠 음식은 먹지 않는다.

② 지방질 섭취를 줄이고 채소를 많이 먹는다.

③ 근심과 걱정을 버리고 편안한 마음을 유지한다.

④ 적당한 운동으로 체중을 조절한다.

⑤ 술, 담배를 삼가한다.

⑥ 정기적인 검사를 실시한다.

고혈압에 좋은 한약재인 산약(山藥: 마)은 인슐린 분비를 촉진시켜 주어 당뇨를 예방하고 소화불량, 신경통, 요통, 건망증, 시력장애, 콜레스테롤 제거, 숙취해소, 건위 작용, 강정 작용, 어지러움과 두통, 진정, 체력 보강, 거담작용, 기침, 폐질환, 신장 기능을 강화시킨다. 약성이 따뜻하고 맛이 달다. 마장국(메주에 마즙을 넣어 만든 것)을 먹으면 중풍에 걸리지 않는다. 당뇨병에도 장기간 복용하면 효과가 좋다. 염증성 설사를 하거나 변비가 있을 때는 복용하지 않는다.

토란(土卵)은 산부의 어혈을 풀어 주고 피와 원기를 보한다. 장과 위를 좋게 하고 강장, 강정제 역할, 소화를 돕고 변비치료에 예방효과이다. 피로회복, 고혈압에 좋다. 수산석회가 들어 있어 그대로 먹으면 안 된다. 수산석회가 체내에 축적되면 결석이 생긴다. 쌀뜨물에는 인지질과 단백질 등이 들어 있어 수산석회를 제거해 준다.

(13) 동맥경화증(動脈硬化症 : arteriosclerosis)

동맥경화증은 혈관에 지방이 침착되어 혈관이 좁아져 혈액의 순환이 원활하지 않은 것이다. 혈액에 콜레스테롤이나 중성지방이 침착하여 혈관의 탄력이 떨어지고, 혈전이 생기는 등 동맥이 좁아진 현상이다. 원인은 고콜레스테롤혈증, 중성지방, 고혈압, 흡연, 당뇨병, 심혈관질환, 연령증가, 운동부족, 비만 등으로 증상이 나타났다는 것은 이미 병이 진행된 것이다. 동맥이 완전히 막히면 혈액이 공급되지 않아 신체에 괴사가 일어난다. 만약 뇌혈관(뇌동맥)에 발생하면 뇌졸중이 되고 심장에 발생하면 심근경색증이나 협심증이 된다.

동맥경화증에서 세동맥 경화증은 가는 동맥에서 일어나는 것으로 대부분 고혈압으로 촉진되어 뇌, 신장의 동맥에 침식된 것이다. 아테롬 경화증은 혈관내벽에 지질이 축적된 것으로 뇌나 심장의 동맥 또는 대동맥에서 발생한다. 대부분 뇌출혈과 심근경색이 원인으로 혈액 중에 콜레스테롤과 중성 지방이 증가하여 일어난다. 중막경화증은 큰 혈관에 석회가 침착된 것으로 노화와 관계가 있다.

노인성 동맥경화증이 주로 발생하는 부위는 뇌이다. 뇌동맥이 좁아진 것으로 중풍을 일으키고, 후유증으로는 반신불수, 언어장애 등이 발생한다. 신장에서 발생하면 신혈관성 고혈압과 신부전이 생긴다. 하지에 발생하면 다리에 통증이 생기고 증상이 심하면 다리에 괴사가 발생한다.

혈액에 지방이 많아지면 고지혈증으로 되어 동맥경화증이 발생한다. 고혈압이 발생하면 혈관에 이상을 초래한다. 당뇨병이 발생하면 몸의 당이 에너지로 전환되지 않고 지방질이 에너지로 사용되어 동맥경화증이 발생된다. 당뇨가 있으면 협심증과 심근경색의 발생이 높아진다. 스트레스를 많이 받으면 아드레날린이 증가되어 혈관을 손상시켜 고혈압을 유발시킨다.

노인성 동맥경화에 좋은 한약재는 질경이 종인을 차전자(車前子)라 하고 질경이 잎을 차전(車前)이라 한다. 차전자는 이뇨 작용, 설사를 멈추게 하고, 간 기능 활성화, 어지럼증, 두통, 방광염, 변비, 폐열 해수, 노인성 부종, 요도염, 고혈압, 노인성 변비, 대변이 묽거나 설사할 때 좋다. 질경이씨를 물에 불리면 끈끈한 점액이 나오는데 신장염, 방광염, 요도염에 좋다. 차전자 15～30g을 달인 물에 멥쌀 80g을 넣고 죽을 쑤어 먹으면 좋다. 신장염, 오줌 잘 안 나올때 옥수수수염 50g과 차전자 15g을 물에 달여 하루 3번 나누어 먹는다. 옥수수수염과 질경이 삶은 물은 오랜 기간 먹어도 부작용이 없다. 비염에는 차전자 80g에 물 1ℓ을 넣고 달여서 차 대신 마시면 효과가 좋다.

삼백초(三白草)는 뿌리와 줄기, 꽃이 흰색이기 때문에 붙인 이름으로 습지의 진흙 속에서 자란다. 약성은 차고 맛이 쓰고 맵다. 귀경은 간, 폐, 신장으로 해열, 이뇨, 소종(종양을 없앰), 간염, 황달, 항암효과, 임질, 요도염 등에 효과가 있다. 여름과 가을 사이에 채취하여 햇볕에 말려 사용한다. 10～20g을 5홉의 물에 끓여서 물 대신 마시면 성인병 예방에 도움이 된다. 차를 달일 때는 결명자나 율무, 상엽 등과 함께 달이면 약효도 높아진다.

결명자(決明子)는 눈을 밝게 해 주는 씨앗으로 특이한 냄새와 맛이 있고 약성은 달고 쓰고 짜며 약간 차다. 간화(肝火)를 내려 눈이

충혈되고 붓고 아프며 눈물이 흐르는 증상을 치료한다. 열이 대장에 쌓여 생기는 변비에 효과가 있다. 혈압강하, 동맥경화, 이뇨, 통변, 콜레스테롤 강하, 노인성 변비, 숙취, 두통, 고혈압에 좋다. 차 끓이는 방법은 결명자 30g을 1ℓ 부어 은근한 불로 오랫동안 달인다. 동맥경화증에는 결명자 10~15g을 물에 끓여서 하루 2~3번 복용한다. 녹내장에는 결명자 6g을 1회분으로 달여 하루 3~4회씩 복용한다.

05

뇌질환(腦疾患)

뇌세포는 한 번 사멸하면 재생이 되지 않는 것이 특징이다. 주로 뇌활동을 하지 않는 것이 뇌세포를 사멸시키는 주원인이다. 뇌세포는 1일 평균 10만 개 정도 소멸되지만 50세 이상이 되면 하루에 100만 개 정도 소멸된다. 뇌를 건강하게 유지하면 치매를 예방할 수 있다. 뇌 건강을 위한 근본적인 방법은 영양성분을 고르게 섭취해야 한다. 우리가 섭취하고 있는 음식물에는 인체가 필요한 성분이 고르게 함유되어 있다. 치매를 예방하기 위해서는 뇌를 활성화시켜야 한다. 뇌를 활성화시키는 방법은 두뇌에 끊임없는 자극을 주어야 하고 손과 발을 많이 움직여 주어야 한다. 심신의 안정을 취하고 마음은 항상 편안하게 한다. 근심과 걱정은 모두 버리고 충분한 수면을 취한다. 규칙적인 운동을 통하여 인체에 활력을 주어야 하고 체내 산소공급을 원활하게 한다.

치매를 예방하는 식품으로서 총백은 신경을 자극하는 물질이 있어 인체 신경을 안정시킨다. 소화액의 분비를 촉진하고 혈액순환을 활발하게 한다. 마늘은 세포에 활력을 증진시키고 혈액순환을 원활하게 한다. 노폐물 배출을 원활하게 하고 항암작용이 우수하다. 양파는 콜레스테롤 분해시키고 피를 맑게 한다. 동맥경화와 뇌졸중의 성인병을 예방한다. 등 푸른 생선은 DHA를 풍부하게 함유하고 있어 뇌 건강에 좋다. 콩류는 단백질이 풍부하여 뇌 발달에 필요한 글루탐산 생성을 원활하게 하고 지질과산화를 억제시킨다.

5.1. 뇌졸중(腦卒中 : cerebrovascular accident(CVA) or stroke)

뇌졸중은 뇌혈류의 장해로 발생한다. 뇌졸중이 발생하면 의식이 없고, 반신마비가 오고, 언어장애 등을 일으킨다. 뇌기능이 손상된 질환으로 중풍(中風)이라고도 한다. 뇌졸중의 종류에는 뇌혈관이 막힌 뇌경색(cerebral infarction), 뇌혈관이 터진 뇌출혈(cerebral hemorrhage), 고혈압성 뇌출혈(intracerebral hemorrhage), 뇌혈관이 변형된 뇌동맥류(cerebral aneurysm), 뇌혈이 파열된 뇌지주막히 출혈(SAH: subarachnoid hemorrhage)이 있다.

뇌졸중은 발생하기 전에 전조증상을 일으킨다.

① 한쪽 손과 발이 저리거나 힘이 빠진다.

② 얼굴이나 입술주위의 감각이 둔해진다.

③ 갑자기 어지럼증이 나타난다.

④ 갑자기 시력이 흐려진다.

⑤ 말을 더듬거리거나 발음이 좋지 않다.

⑥ 건망증이 자주 생긴다.

⑦ 정신이 혼미해진다.

⑧ 말을 못 하거나 말을 해도 무슨 말인지 모른다.

⑨ 갑자기 심한 두통이 발생한다.

뇌신경세포는 혈액을 통하여 산소와 포도당을 공급받는데 뇌혈류가 차단되어 발생한 질병이다. 뇌혈관에 이상으로 혈류가 차단된 시간이 10~20초 정도 되면 뇌의 전기활동이 중단된다. 약 3분이 지나면 뇌신경세포에 부종이 발생한다. 약 5~10분이 경과하면 뇌신경세포의 영양원인 포도당이 없어져 뇌신경세포가 죽는다. 한 번 죽게 된 뇌신경세포는 재생되지 않아 후유장애를 발생한다.

뇌경색을 일으키는 원인은

① 동맥경화로 인하여 좁아진 뇌동맥에 혈전이 침착되어 혈관이 막힌다.

② 심장질환이나 경동맥에 의한 혈전이 뇌혈관을 막는다.

③ 뇌혈관을 막는 혈전은 당뇨병, 고혈압, 흡연, 비만, 콜레스테롤증에 의하여 체내에 생성된다.

뇌출혈(腦出血)에서 가장 많이 발생하는 질환은 뇌내출혈이다. 고혈압이 오래되어 혈관의 신축성이 감소되고 혈관에 혈전이 침착되어 발생한다. 뇌내출혈이 자주 발생하는 부위는 뇌기저핵, 시상, 뇌간, 소뇌 등에 발생하고 발생부위가 운동신경과 인접하고 있어 출혈되면 반대 측에 반신마비 증상을 일으킨다.

뇌지주막하 출혈은 뇌는 밖에서 안으로 경막, 지주막, 연막이 형성되어 있는데 지주막과 연막 사이에는 뇌척수액이 존재한다. 이곳에는 굵은 혈관들이 존재하는데 여기에 출혈이 발생한 것이다. 대부분 출혈의 80~90%는 뇌동맥류(cerebral aneurysm)가 파열된 것으로 주로 50대에 가장 많이 발생한다. 출혈이 발생하면 1/3은 수일 내에 사망하게 되고, 1/3은 치료를 하더라도 후유증이 있고, 1/3은 수술(뇌동맥류 자체를 제거하는 수술)로 완치가 된다. 가벼운 출혈은 극심한 두통과 구토 증세를 일으킨다. 따라서 갑작스런 두통, 구토, 의식장해, 반신마비, 실어증 등의 증상이 발생하면 신경외과적 진단을 받아야 한다.

뇌졸중의 자주 발생 시기는 뇌경색의 경우 수면, 기상 직전, 목욕, 땀을 많이 흘릴 때, 설사 등에 의한 탈수상태에서 자주 발생하고 뇌출혈은 기온차가 심한 추운 겨울철, 심한 운동, 배변, 감정이 격해 있는 상태에서 발생한다.

뇌졸중이 발생하면 다음과 같은 증상을 일으킨다.

① 한쪽 뇌혈관에 이상이 발생하여 혈액공급이 중단되어 반대쪽의 팔, 다리, 하지에 마비가 발생한다.

② 한쪽 뇌에 이상이 생기면 그 반대쪽의 얼굴, 몸, 팔다리의 감각에 이상이 생겨 감각이 없고 통증을 유발한다.

③ 초기증상은 두통과 구토, 의식장애 등이 나타나고 이러한 증상은 뇌압이 높아져 생기는 것으로 뇌출혈이 발생하면 나타나는 증상이다.

④ 소뇌와 뇌간에 혈액공급이 중단되면 속이 메스껍고 토하고 몸의 균형을 유지하지 못한다. 이러한 증상은 어지럼증과 비슷하지만 뇌졸중은 의식장애, 수족의 마비, 감각 상실 등이 나타나 어지럼증과 구분된다.

⑤ 언어장애를 일으키게 되면 신체의 우측에 반신불수를 동반한다.

⑥ 안면신경이 마비되면 입이 비틀어지고 마비된 쪽의 눈이 잘 안 감기는데 이러한 증상은 반신불수와 동반된다.

⑦ 말은 할 수 있으나, 입술과 혀가 잘 움직여지지 않아 발음이 정확하지 않고 말이 어둔해진다.

⑧ 사지에 힘은 정상이지만 몸의 균형을 유지할 수 없고 부자연스럽게 된다.

⑨ 시신경에 혈액순환이 원활하지 않으면 한쪽 눈이 보이지 않는다.

⑩ 물체가 두 개로 보이는 복시 증상은 뇌간경색에서 발생한다.

⑪ 입과 혀의 마비 증상으로 음식물이 기관지로 들어가는 경우가 있다. 심하면 호흡곤란을 일으키게 되는데 뇌간이나 양측 대뇌의 경색이 있을 때 발생한다.

⑫ 뇌출혈이 뇌간이나 대뇌에 발생하면 의식을 상실하게 되고 혼수상태에 빠지게 된다.

⑬ 지적 능력, 기억력, 계산력, 판단력 등을 점차 잃게 되어 치매로 발전하게 된다. 뇌출혈의 발생이 적더라도 자주 발생하게 되면 발병한다.

뇌졸중을 발생시키는 원인은

① 심장병이 있는 경우에 많이 발생하는데 뇌졸중환자의 약 75%가 심장병을 동반하고 있다.

② 심장 내의 혈액순환에 이상이 있어 발생하는 것으로 심장 내 혈관에 혈액이 응고되어 발생한다.

③ 뇌졸중을 일으키는 원인을 완전하게 치료하지 않으면 재발하

고 뇌졸중이 자주 발생하면 치매로 발전하게 된다.

④ 당뇨병환자는 대부분 고지혈증과 동맥경화증을 동반하고 있어 고혈압을 자주 발생시킨다.

⑤ 혈액 중에 콜레스테롤과 지방단백이 많이 존재하면 동맥경화증을 유발시켜 뇌졸중이 발생된다.

⑥ 담배를 피우면 혈액 중에 카테콜아민이 증가하여 동맥경화증이 유발된다.

⑦ 비만환자는 고혈압과 당뇨병의 발생빈도가 높아져 동맥경화증이 쉽게 발생한다.

⑧ 알코올을 섭취하면 심부정맥과 심근수축에 이상을 초래하여 고혈압과 뇌혈관수축 등을 일으켜 뇌졸중이 발생한다.

뇌졸중의 예방방법은

① 겨울철 추운 곳을 피한다.

② 갑자기 추운 곳으로 나오는 것을 금지한다. 고혈압 환자는 추우면 혈관이 수축하여 혈압은 높아져 혈관이 터지기 쉽다.

③ 피로와 과로를 피하고 충분한 수면을 섭취한다.

④ 일상생활에서 근심과 걱정을 버리고 스트레스를 받지 말아야 한다.

⑤ 규칙적인 운동을 통하여 비만이 되지 않도록 한다.

⑥ 섬유질 음식과 올바른 생활습관으로 배변습관을 좋게 한다.

⑦ 과다한 염분섭취를 피한다. 염분은 인체에서 칼슘의 흡수를 저해한다.

⑧ 고혈압이 되지 않도록 주의한다.

⑨ 당분의 섭취를 줄여 당뇨에 걸리지 않도록 한다.

⑩ 콜레스테롤 등에 의한 동맥경화에 걸리지 않도록 한다.

뇌졸중의 응급처치는

① 환자가 의식이 없으면 편안하게 눕히고 몸을 조이는 것은 풀어 준다.

② 토할 경우 이물질이 목구멍으로 역류하여 기도를 막지 않도록 얼굴을 옆으로 돌린 후 이물질을 제거한다.

③ 정신을 잃은 환자에게 의식이 깨어나도록 찬물을 뿌리고 흔들거나 뺨을 때리는 행동은 하지 않는다.

④ 정신을 잃은 환자에게 구급약(우황청심환)을 먹이게 되면 기도를 막을 수 있다.

⑤ 경련이나 발작을 일으키는 경우 신체를 억누르지 않는다(2차 신체 손상을 일으킬 수 있다.).

뇌졸중 예방에는 동맥의 탄력과 건강을 유지할 수 있는 음식을 많이 섭취하는 게 좋다. 혈중 콜레스테롤을 높이거나 지방이 체내에 쌓이는 음식은 피해야 한다. 현미잡곡밥이나 콩, 채소, 과일, 해조류 위주의 자연식이 도움을 준다. 동물성 기름보다 식물성 기름이 좋다. 비타민은 동맥의 탄력과 건강에 필수적인 영양소이며 체지방 축적을 감소시켜 혈관 건강에 도움을 준다. 검은콩이나 신선한 과일과 녹황색채소를 충분히 먹는다. 검은콩에는 혈관을 확장시켜 혈압을 낮춰 주는 비타민 E와 혈관 근육을 부드럽게 해 주는 칼슘이 풍부하다. 민간요법으로는 양파를 매일 한 개씩 먹거나 채소나 과일 하루 400g 이상 먹는다. 뇌졸중 예방에 도움이 되는 한방차는 구기자차, 오미자차, 결명자차 등이 좋다.

호두는 폴리불포화지방산(리놀산, 리놀레산)을 함유하고 있어 뇌세포의 혈액순환을 원활하게 만든다. 편두통, 정신불안, 심장박동 이상 증상에 효과가 있다. 셀레늄(Selenium)은 인체 건강에 필수 영양소로서 과거에는 과잉섭취를 하면 암을 발생시키고 독성이 있어 섭취하지 않았다. 최근에 암 발생을 억제하는 것으로 알려져 있다. 셀레늄은 육류, 어패류, 곡물, 무, 양파, 배추, 브로콜리 등에 많이 함유되어 있으며, 조리하지 않고 섭취하는 것이 좋다. 셀레늄 결핍 증상은 암 유발, 심장질환, 성장 부진, 고콜레스테롤, 간경변증, 생식력 저하 등이 나타난다. 셀레늄의 과잉으로 인한 질병은 동맥경화, 손발톱의 갈라짐, 위장기능의 저하, 탈모 등이 나타난다. 아미노산은 신체에서 생성되는 비필수 아미노산과 식품의 섭취하는 필수 아미노산이 있다. 단백질을 구성하는 성분으로 20개의 필수아미노산이 있으며, 근육에 에너지를 공급한다. 음식으로 아미노산을 흡수하게 되는데 발린은 근육의 활동, 두뇌안정을 시키고 류신은 헤모글로빈의 구성원소로 결핍이 되면 골다공증을 유발한다. 이소류신의 인체의 성장에 관여하고 결핍되면 빈혈을 일으킨다. 알칼리성 식품에는 채소, 과일, 해초류, 우유 등은 알칼리성 식품으로 정신계를 안정시키고 두뇌 발달을 증진시킨다. 한약재 중 쇠비름, 생강, 솔잎, 차조기 잎, 호박(특히 동지 때 수확한 것), 해바라기씨, 상지(桑枝), 상엽(桑葉), 상백피(桑白皮) 검은콩을 물에 삶아서 즙을 엿같이 졸여서 복용한다. 오골계 수컷 한 마리와 총백 한 줌을 넣고 끓여 공복에 복용한다.

뇌졸중을 예방하는 한방차

○ 구기자차 - 콜레스테롤 억제, 혈당강화, 중풍, 고혈압, 당뇨병 예방.

○ 오미자차 – 강심, 이뇨, 활혈작용, 구갈, 기침, 저혈압.

○ 결명자차 – 눈을 맑게 함, 고혈압, 어지럼증, 변비, 간염.

○ 생강차 – 저혈압, 숙취해독, 신진대사와 혈액순환 촉진.

○ 녹차 – 항암, 항균, 노화 억제, 성인병 예방, 숙취해소, 변비
해소.

○ 칡차 – 혈액순환 촉진, 근육의 긴장 완화, 갈증해소.

○ 국화차 – 간 보호, 폐렴, 위장염, 눈병, 고혈압, 기침, 두통, 해열.

○ 감잎차 – 노화방지, 심장병, 동맥경화, 위궤양, 당뇨병, 감기예방.

5.2. 치매(癡呆)

치매는 지능, 기억 등 정신적인 능력이 현저하게 감퇴한 것이다. 치매가 발생하기 전에는 정상적이던 지능이 대뇌의 질환으로 저하된 것이다. 뇌신경에 손상이 발생하여 주의력장애, 기억장애, 언어장애, 신경인지 기능장애, 망상, 환각, 착각, 우울함, 불면증 등을 수반한다.

치매의 증상은 기억력이 감퇴되고 시간이 경과함에 따라 기억력이 더욱 감퇴된다. 언어장애, 실어증, 시공간 능력 장애, 운동기능 장애, 수면장애, 불안, 초조증상, 망상, 환각 증상 등이 나타난다.

치매의 종류는 다음과 같다.

알츠하이머선 치매(Alzheimer's dementia)는 퇴행성 뇌질환으로 여성이 많이 발생한다. 초기 증상은 건망증, 언어 구사력, 이해력, 읽고 쓰기 능력 등이 저하된다. 알츠하이머병은 노인에서 치매를

유발하는 질환으로 65세~85세에서 주로 발병하며, 나이가 5세 증가할 때마다 발병률이 2배 증가한다. 원인은 노화가 주원인이고 유전적으로 발병하는 경우도 있다.

알츠하이머의 증상은 비정상적인 점이 발견되어도 노인성 문제로 판단한다. 초기에는 기억장애와 사고를 잘하지 못한다. 감정의 기폭이 심하여 분노, 좌절, 무력감, 우울증 등을 수반한다. 중기에는 가족이나 주위사람들이 변화를 감지한다. 기억력의 감퇴와 판단력이 흐려진다. 언어의 장애로 대화가 힘들다. 부적절한 행동을 하고 밤에 더욱 심해진다. 말기에는 사고하고 판단하는 능력이 저하되고, 기억력을 상실한다. 언어 구사에도 문제가 발생한다. 대변실금, 요실금을 일으키고 면역력이 저하된다. 마지막 단계는 전혀 움직일 수 없고 몸이 매우 쇠약해져 요로감염, 폐렴, 욕창 등 합병증을 발병한다.

알츠하이머의 전조증상은 다음과 같다.

① 갑자기 식욕이 떨어진다.

② 배고픔을 모른다.

③ 체중이 감소한다.

④ 근육량이 감소하고 탈모가 나타난다.

혈관성 치매(Vascular dementia)는 뇌혈관들이 막히거나 좁아진 것으로 인지능력 저하, 팔, 다리 등의 마비, 언어장애, 구동장애, 시야장애를 일으킨다. 원인은 뇌동맥경화, 뇌졸중, 뇌경색, 고혈압, 당뇨 등 혈관의 이상으로 발병한다. 뇌졸중 이후에 주로 발생하고, 신체의 마비, 감각장애, 인지기능장애, 뇌기능장애로 인한 지적 능력을 상실한 질환이다.

파킨슨 병(Parkinson's disease)은 진행형 퇴행성 뇌질환으로 말기에 치매의 증상이 나타난다. 팔다리가 굳고 동작이 어둔해진다. 손이 떨리고 말이 어눌해지고 보폭이 줄고 걸음걸이가 늦어지고 얼굴에 표정이 없다. 인지기능, 수면, 통증, 피로, 후각, 위장관 등의 장애와 침 흘림, 배뇨장애, 성기능장애 등을 초래한다. 뇌의 흑질(substantianigra)에 분포하는 도파민이 감소하여 발생하는 질환으로 전신마비를 초래한다. 파킨슨병은 60세 이상에서 인구의 약 1% 정도 발생한다. 비타민 D가 부족하면 파킨슨병에 걸릴 위험이 높으며, 나이가 증가할수록 발생빈도가 높다.

파킨슨병의 전조 증상은 다음과 같다.

① 몸의 떨림이 나타난다.

② 상체가 앞으로 굽어진다.

③ 동작이 느려진다

④ 걸을 때 다리를 끌거나 종종걸음을 한다.

치매가 발병하였는지 진단방법은 치매의 초기 증상은 다른 뇌질환과 마찬가지고 단어, 이름, 물건 등을 기억하지 못하고 기억력이 낮아진다. 해마의 손상으로 기억력이 저하되고 집중력이 없고 복잡한 사고를 하지 못한다. 치매가 조금 더 악화되면 하루 이상의 일을 기억하지 못하고 정서적인 변화가 심해진다. 정서적인 혼란은 망상적 사고, 편집증, 강박관념 등을 유발한다. 소뇌의 기능이 약화되고 시간이 지나면 기능을 멈춘다. 치매가 깊어지면 주의력, 행위능력, 인식능력을 상실하게 된다. 치매 말기에서는 다른 사람의 말을 이해하지 못하고 단어를 정확하게 구사하지 못하고 옷을 입거나, 음식을 먹는 기초적인 생활도 수행하기가 어렵다.

치매를 예방하는 방법은 다음과 같다.

① 과식을 피한다.

② 육류, 어류, 계란, 우유 등을 자주 섭취한다.

③ 과일과 채소를 많이 섭취한다.

④ 술과 담배를 금한다.

⑤ 긍정적인 사고를 하고 즐거운 마음을 갖는다.

⑥ 규칙적인 운동을 실시한다.

⑦ 항상 즐겁고 긍정적인 태도로 살아간다.

⑧ 손을 많이 움직인다.

⑨ 수면을 충분히 취한다.

⑩ 고혈압이나 고지혈증 등의 질환이 발병되지 않도록 유의한다.

⑪ 식사, 수면 등 규칙적인 생활을 한다.

⑫ 염분과 동물성 지방을 피하고 균형이 잘 잡힌 식사를 한다.

⑬ 생각을 정리하여 표현하는 습관을 갖자.

치매환자가 발생하기 전에 다음과 같은 증상을 발현한다.

① 얼굴이 창백해지는 경우

② 맥박이 1분에 100번 이상인 경우

③ 구토와 설사를 지속적으로 하는 경우

④ 피부에 반점이 발생하고 탄력성이 감소하는 경우

⑤ 입안이 마르거나 잇몸이 창백한 경우

⑥ 음식을 거부한 경우

⑦ 갑자기 이상한 행동을 하는 경우

치매를 예방하기 위해서는 뇌 건강이 필수적이다. 뇌 건강을 위해서는 다음과 같은 방법이 있다. 기름기가 없는 음식을 먹어야 한다. 육류에 함유되어 있는 저지방은 동맥경화의 원인이다. 영양소가 많은 음식을 섭취하여야 하고 음식을 골고루 섭취한다. 골다공증을 예방하기 위하여, 칼슘을 많이 섭취하기 위하여 멸치를 많이 먹는다. 하지만 멸치조림을 할 때 소금을 많이 넣어 인체 내에 소금이 많이 흡수되면 오히려 칼슘의 대사를 저해한다. 가급적 천연식물을 섭취하는 것이 바람직하다. 가공식품은 우리의 건강을 저해한다. 혈당이 낮아지면 뇌의 기능과 인체의 체력이 저하된다.

트랜스 지방은 식물성 지방을 반고체 상태로 만들 때 기름의 산화를 막기 위하여 수소를 첨가하는데 이때 수소와 결합하여 만들어진 지방산이다. 트랜스 지방산은 빵, 과자 등 인스턴트식품에 함유되어 있어 체내에 콜레스테롤을 축적시킨다. 콜레스테롤은 뇌혈관에 악영향을 미치게 되어 섭취하지 않는 것이 좋다. 콜레스테롤을 배출하기 위해서는 주기적인 운동을 하는 것이 좋다.

백설탕은 산성식품으로 지나치게 체내에 흡수하게 되면 미네랄이 중화를 시키게 되어 칼슘이 소모되게 된다. 흑설탕은 알칼리 식품이다.

석창포(石菖蒲)는 머리를 맑게 하며 기억력을 좋게 하여 두뇌 질환에 아주 좋다. 현기증, 어지럼증, 건망증, 두통, 뇌졸중, 위장병, 건망증, 관절염, 소화불량, 위통, 어혈, 치매예방, 이명증 등에 효과가 있다. 신농본초경에서 오래 먹으면 귀와 눈이 밝아지고 목소리가 고와지며 몸이 따뜻하게 되어 오래 살게 된다고 하였다. 빈혈 있는 사람, 땀이 많은 사람은 복용하지 않는다.

용안육(龍眼肉): 용안은 용의 눈이란 뜻으로 열매가 동물의 눈처럼 생겼다. 강장작용, 항산화작용, 면역 기능 활성화작용, 심장, 건망증, 불면증, 소화불량, 묽은 변, 빈혈, 권태, 부종에 좋다.

당귀(當歸)는 왜당귀와 참당귀가 있는데 왜당귀는 냄새가 나고 맛은 약간 쓰면서 달다. 참당귀는 단맛은 나지 않고 약간 쓴맛만 난다. 효능은 보혈작용, 혈액순환, 항암효과, 혈압강하작용, 적혈구 생성, 진정작용, 원기회복, 고혈압, 비만방지, 혈액순환을 잘 시켜 몸을 따뜻하게 만들어 몸이 찬 사람에게 좋다.

담죽엽(淡竹葉)은 조릿대풀(Lophatherum gracile Brongn)의 꽃피기 전의 지상부를 여름에 채취하여 양건한 것으로 갈증해소, 이뇨효과, 해독작용, 인후통, 해열에 좋다.

상엽(桑葉)은 뽕나무 및 동속 근엽식물의 잎이다. 서리를 맞으면 따서 양건한다. 효능은 사지마비, 혈당강하, 당뇨병, 혈액순환, 이뇨작용, 혈압안정, 고지혈증, 동맥경화, 갈증해소, 위장강화, 풍습을 제거하고 사지 냉통과 마비를 치료한다.

갈근(葛根)은 칡뿌리로 당뇨병, 부종, 설사, 황달, 술독, 불면증, 고혈압, 두통, 협심증, 식욕부진, 비만, 속 쓰림, 축농증, 위장병, 신경통, 신진대사 촉진, 간 기능 강화, 심장기능 강화에 좋다. 항아리에 어린순을 흑설탕과 버무려 넣고 1년 동안 숙성시키면 변비, 고혈압, 당뇨병, 어린이 성장발육에 좋다. 갈화(葛花)는 칡의 꽃으로 해열, 가래, 술독, 대장염, 악성종양, 이뇨에 좋다.

소엽(蘇葉)은 생김새가 들깨와 유사하지만 줄기와 잎이 보랏빛이 난다. 잎 양면에 털이 있고, 뒷면 맥 위에는 긴 털이 있으며, 잎자루가 길다. 약성이 따뜻하고 매운 맛을 지니고 있다. 향기가 좋아서 입맛을 돋우고 혈액순환에 좋다. 땀을 잘 나게 하여 염증을 없앤다. 기침을 멈추고 소화를 잘되게 하며, 몸을 따뜻하게 한다. 어류의 독을 풀어 준다.

쇠비름(마치현: 馬齒)은 밭 근처에서 자라는 잡초이다. 높이가 30㎝ 정도이고 잎 모양은 달걀을 거꾸로 세운 듯한 모양이고 가장자리는 밋밋하다. 맛은 시고 성질은 차다. 심경, 대장경에 작용한다. 열을 내리고 독을 풀며, 어혈을 없앤다. 몸속의 독소를 제거하고 대소변을 잘 나오게 한다. 중풍으로 반신불수가 되었을 때는 쇠비름 4~5근을 삶아서 나물과 국물을 함께 먹으면 좋아진다. 나쁜 피를 흘어 버리고 독을 풀며 풍을 없앤다. 악창에는 쇠비름을 태워 재를 고약처럼 달여서 바른다. 오래된 흉터에 바르면 흉터가 차츰 없어진다.

총백(蔥白)은 파 뿌리로 젖 맺힌 것을 풀어 주고 복부냉통, 소화불량, 사지냉증, 맥박미약, 종기, 피부발진, 감기, 불면증 해소에 좋다. 날(生)파는 땀을 내거나 열을 내리는 작용이 있다. 초기 감기에 파 뿌리를 생강, 귤껍질과 함께 달여서 마시고 땀을 내면 쉽게 감기가 낫는다. 파의 푸른 잎 부분에는 약효가 없으므로 뿌리의 흰 부분과 털만 사용한다.

마늘(Garlic)은 항암효과, 항노화작용, 생으로 먹는 것이 몸에 좋고 생으로 먹으면 불편하지만 알리신은 세포의 노화를 막고 호르몬 분비를 왕성하게 한다.

토마토(Tomato)의 리코펜(lycopene) 성분은 노화를 유발하는 DNA를 손상시켜 활성산소를 억제하고, 동맥의 노화 진행을 늦춘다.

녹차(Green Tea)에 함유된 카테킨(catechin) 성분은 노화를 일으키는 활성산소를 줄여주고 항암·항균작용 우수하다.

06

생활습관과 노인건강

생활습관이란 일상생활에서 무의식적으로 행하는 반복적인 행동이다. 좋지 않은 습관에는 식습관, 운동, 흡연, 음주 등이 있는데 이러한 습관성 행동은 질병을 유발시킨다. 질병이 발생하는 원인 중 약 60% 정도가 생활습관의 문제로 질병이 발생한다. 현대생활은 대부분 앉아서 일을 하거나 움직임이 적다. 이러한 습관은 운동이 부족하여 비만과 심장질환, 고혈압, 동맥경화, 뇌졸중, 골다공증 등을 유발하는 원인이며, 노인성 질환을 유발하는 질병들이다.

생활습관의 문제로 질병을 일으키는 대표적인 것은 흡연이다. 담배에는 약 400여 종의 발암물질과 인체 유해물질이 함유되어 있다. 담배에 의한 질병은 심혈관질환, 폐암, 후두암, 구강암, 식도암 등이다. 음주로 인한 질환은 구강암, 식도암, 간암, 지방간, 간경화, 고혈압 등을 유발한다. 고지방, 고열량, 가공식품, 육류 등을 많이 섭취하는 식습관으로 각종 암을 유발한다. 혈액 내 콜레스테롤이 증가하면 동맥경화, 뇌졸중, 고혈압, 당뇨, 심장질환, 심혈관질환 등을 유발한다. 운동부족으로 인한 질환은 고혈압, 결장암, 전립선암, 신장암 등의 발생률이 증가하며, 특히 청소년기의 과체중과 비만은 성인병을 유발하기도 한다.

생활습관병을 예방하기 위해서는 금연, 고지방성 음식, 콜레스테롤 저하 음식, 금주, 운동, 정기검진 등이 생활습관을 예방한다.

6.1. 음주

알코올을 적당하게 섭취하면 활혈작용과 혈압을 강하시킨다. 알코올에 의하여 교감신경이 흥분되면 스트레스는 해소되지만 과량 섭취하면 질병을 유발한다. 과도한 음주는 암, 간경화, 위궤양 등을 유발시킨다. 술을 마시게 되면 식도, 위, 장 등의 소화기와 인체 장기를 통하여 혈관 속으로 흡수되어 신체기능에 악영향을 끼친다.

알코올의 급성중독이란 알코올을 다량 섭취하면 기분을 들뜨게 하고 혀가 꼬여 말을 더듬거리고, 운동조절기능을 잃게 한다. 만취상태를 자주 접하게 되면 혼수상태가 되어 의식을 잃고 건망증을 일으킨다. 만성중독이란 오랜 기간 동안 음주에 노출되어 중독 증상을 나타내는 것으로 정신장애를 유발하고 이해도, 판단력, 기억력이 저하된다. 성격은 폭력적으로 변하고 무기력해지고 만성위염, 말초혈관확장, 심장 이상 초래, 간의 질병, 평형장애 등을 유발한다.

6.2. 흡연

최근 담배에 대한 피해가 대두되어 금연구역이 확대되고 있다.
담배에 함유된 발암 성분은 polyaromatic hydrocarbons, nitrosamines,
aldehydes, volatile carcinogens, inorganic compounds, radioactive
elements 등이다.

흡연은 담배를 태워 연기를 흡입하는 것으로 담배에 함유된 유
해물질이 허파를 통하여 체내로 흡수된다. 담배 성분 중 니코틴,
일산화탄소, 자극제, 타르(Tar)는 혈관을 수축시킨다. 흡연으로 인하
여 질병은 다음과 같다.

① 소화불량, 불면증, 만성 장염 등의 소화기 질환이 발생한다.

② 동맥내경을 막아 관상동맥 내의 혈압이 높아져 심장에 악영
   향을 주고 고혈압, 심장질환을 유발한다.

③ 폐를 두껍게 해서 탄력이 없어진다.

④ 니코틴이 부신을 자극하여 피로가 가중된다.

⑤ 체내에 이산화탄소가 발생하여 산소운반 능력이 저하되어 호
   흡기에 악영향을 미친다.

흡연은 고혈압, 고콜레스테롤, 고지혈증, 뇌혈관 질환, 관상동맥
질환, 말초혈관 질환, 심혈관 질환 등을 유발시킨다. 하루에 한 갑
이상 담배를 피우면 관상 동맥질환의 발생이 약 2.5배 증가한다.
관상동맥질환으로 인한 남자 사망자 중 65세 이상에서 25%, 65세
이하에서 사망의 45%가 흡연이 원인이 되어 사망하였다. 여성 흡
연자의 심근경색의 발생률은 흡연자가 3배 정도 높다. 하루에 25개
비 이상 흡연한 여성은 관상동맥질환의 위험도가 5.5배, 협심증은

2.6배, 관상동맥질환은 5.8배 높다.

암 환자 중 30%가 담배가 원인이 되어 발병하였다. 기관지에 발생하는 암은 90% 정도가 흡연으로 발생하였다. 흡연으로 인하여 발생하는 질환은 폐암, 구강암, 인두암, 췌장암, 후두암, 방광암, 신장암, 폐결핵, 폐렴, 독감, 기관지염, 폐기종, 천식, 호흡기질환, 심장질환, 고혈압, 뇌혈관질환, 동맥경화증 등이다.

6.3. 부적절한 식생활

산업의 혁명과 발달은 식생활의 양상의 변화를 가져왔다. 부적절한 식생활은 퇴행성 질환을 유발한다. 식생활이라는 것은 인간이 생존하기 위해 식품을 섭취하는 상태로 건강을 유지하는 것으로 식생활은 인간의 건강과 연관성이 매우 높다.

건강을 유지하기 위해서는 바람직한 식생활과 식습관이 필요하다. 식생활에 악영향을 미치는 요인은 재배 환경과 조건, 기후, 가공식품, 유통기간, 농약과 비료의 과다한 사용, 환경오염, 토양의 부식 등이다.

현대의 식생활은 간편하게 조리하는 것을 추구하고 외식을 많이 하는 등 잘못된 식생활로 인하여 문제가 발생되었다. 청소년들은 패스트푸드 음식을 선호하여 영양문제가 심각한 상태이다. 동물성 지방을 많이 섭취하여 체내 콜레스테롤이 증가하고 있다. 곡류를 적게 섭취하여 식물성 단백질의 섭취가 감소하였다.

영양관리의 기본 요건은 영양소가 골고루 함유된 균형식의 섭취가 중요하다. 영양성분의 균형을 위해서는 한 식품군만 섭취하지 않고 골고루 섭취하여야 한다.

식품군(basic food groups)이라는 것은 식품 중에서 영양소 성분이 비슷한 것들을 분류한 것이다. 1단계는 곡류와 전분군으로 밥, 빵, 보리, 밀 등이다. 2단계는 채소와 과일류로써 채소, 김치, 셀러리, 토마토, 딸기, 포도 등이다. 3단계는 고기, 생선 콩류가 속하는데 고등어, 갈치, 꽁치, 오징어, 돼지고기, 소고기, 오리고기, 콩, 계란 등이다. 4단계는 우유와 유제품 군으로 요구르트, 우유, 치즈 등이다. 5단계는 견과 및 당류, 유지류로써 설탕, 버터, 식물성 기름, 호두, 잣, 땅콩 등이다.

자극적인 음식은 인체 건강에 악영향을 미치게 된다. 맵고 짠 음식을 많이 섭취하게 되면 소화성 궤양이 발생한다.

6.4. 치매와 노인성 질환의 예방과 운동

장수의 최선의 방법은 규칙적인 생활, 꾸준한 운동, 균형적인 음식섭취, 긍정적인 사고, 스트레스 없는 생활을 하고 운동을 혈압과 혈당을 낮추고, 동맥을 부드럽게 하고, 골다공증을 예방하며, 면역기능을 강화시킨다.

(1) 노인의 운동

노인은 신체적 특성상 운동을 심하게 하면 심장마비나 골절과 같은 사고를 유발할 수 있다. 노인의 신체적 특성은 골 질량과 골

밀도가 감소되어 골절되기 쉽다. 생체 조직의 밀도가 높고 인대와 건의 탄성이 약하고 신경계 기능이 퇴화되어 자극의 반응과 반사가 낮다. 부작용을 예방하기 위해서는 준비운동과 마무리 운동을 충분히 해야 한다.

노인의 건강 유지하는 방법을 몇 가지 소개한다.

1) 건강한 치아를 유지하는 방법은 혀로 잇몸을 좌우로 3번 돌린 후 침을 삼킨다. 아래윗니 마주치기를 실시하고 양치한 후에는 잇몸 마사지를 실시한다.

2) 코 마사지는 코 양옆을 검지로 아래위로 누르면서 상하로 문지른다. 코 양옆 들어간 부위와 코끝 양옆을 지압한다.

3) 눈을 밝게 하는 방법은 손을 비벼 열이 나면 눈에 대고 눈을 좌우상하로 움직인다. 손바닥을 눈 위에 대고 가볍게 누르면서 문질러 준다. 눈썹 주위를 손끝으로 가볍게 두들겨 준다.

4) 귀를 밝게 하는 방법은 귀를 검지와 중지로 끼고 아래위로 문질러 준다. 귀를 두 손으로 위에서 아래로, 앞에서 뒤로 당겨 주고, 귀 끝을 펴 주고, 귀를 문질러 준다. 귀를 반으로 접어 눌러 주고, 귀를 중지로 누르고 검지로 튕겨 준다.

5) 얼굴 마사지는 손가락으로 이마에서부터 눈, 턱까지 마사지한다. 손바닥으로 아래턱부터 입술, 광대뼈, 눈 주위, 이마, 머리 앞부터 뒤까지 두들겨 준다. 손을 머리 양옆에 붙이고 엄지손을 광대뼈 밑에 대고 위로 밀어 눌러 준다.

6) 손발이 따뜻하면 잔병이 없고 손발이 차면 잔병이 많이 온다. 손바닥을 마주치게 하고, 손끝만 마주치기 한다. 손가락을 하나씩 쥐어 비틀어 준다. 손에다 호두나 지압봉을 쥐고 운동을

한다. 손등을 문질러 주면 허리와 뒷목이 부드러워진다. 손으로 팔다리 안쪽, 바깥쪽을 두들겨 주고 눌러 준다.

제한해야 하는 동작은 반복적으로 관절을 사용하는 동작, 관절이나 뼈에 충격을 주는 동작, 관절을 과다하게 움직이는 동작, 갑작스럽게 자세를 바꾸는 동작, 한쪽 발로 균형을 유지하는 동작, 완전하게 360도 회전하는 동작이다.

추천하는 동작은 4회 이상 반복되는 팔, 다리 동작, 짝짓기 동작, 원형 또는 대형으로 마주 보며 하는 동작, 전체가 손잡고 움직이는 동작, 큰 관절과 근육을 이용할 수 있는 동작, 자유 동작, 어깨를 주무르는 동작, 손수건이나 부채와 같은 도구를 이용하는 동작이다.

(2) 아침운동

노인의 신체적 특징은 움직임이 둔하고 수면 중의 경직된 근육 등으로 인하여 기상 후 신체의 경직된 근육과 심신의 안정을 위하여 아침 스트레칭을 실시하면 건강에 도움이 된다. 다음은 기상 후 실시할 수 있는 스트레칭이다.

1) 바르게 누운 자세로 양손은 깍지 끼고 위로 쭉 뻗고 발은 아래로 뻗어 몸을 늘리는 듯 힘을 주어 좌우로 굴려 준다.

2) 양손으로 무릎을 잡고 가슴 쪽으로 당기고 등은 바닥에 밀착시켜 힘 있게 당겨 준다.

3) 양손을 내리 드리우고 두 무릎을 세운 자세로 좌우로 움직인다.

4) 바닥에 엎드리고 상체는 위로 밀어 올리고 다리는 양쪽을 번

갈아 가며 굽혔다 폈다 한다.

5) 무릎을 꿇고 이마를 바닥에 대고 엉덩이는 뒤꿈치에 밀착시키
고 상체를 숙이고 양팔은 머리 위로 쭉 뻗어 준다.

6) 무릎을 꿇고 앉아 오른팔로 왼팔을 걸어 잡아 힘껏 잡아당긴
다. 좌우 번갈아 가며 실시한다.

7) 무릎을 꿇고 앉은 상태로 양팔을 어깨 뒤로 젖혀 위아래로 왕
복운동을 한다.

8) 한쪽 다리는 앞으로 하고 반대편 다리는 뒤로 길게 뻗고 골반
은 천천히 아래로 누른다.

07

계절과 건강관리

7.1. 사계절의 특징

(1) 봄의 건강관리

봄철에는 인체의 생체리듬이 길어지고 일교차가 심한 특징이 있어 인체 장기는 활발하게 움직인다. 피부와 근육은 체온보호, 혈관의 수축과 이완, 심장박동, 호르몬 분비가 활발해져 춘곤증, 피로, 식욕저하 등의 현상이 발생한다. 봄에는 간과 신장을 보호하는 식품을 많이 섭취하여야 한다. 비위가 약한 사람은 소화기를 강화시켜야 하고, 기운이 약한 사람은 기운을 북돋아야 한다. 푸른색의 식품, 새콤한 맛 식품, 짭짤한 맛을 내는 냉이, 달래, 쑥, 씀바귀, 미나리, 부추, 돌나물, 김 등이 좋다.

(2) 여름의 건강관리

여름철은 땀을 많이 흘리고 지치는 계절이다. 이열치열(以熱治熱)이라 하여 더울수록 몸을 따뜻하게 하고 더운 음식을 먹는다. 이러한 것은 몸속의 노폐물만 땀이나 오줌으로 배출되는 것이 아니라 몸속에 쌓인 열도 빠져나간다. 여름에 많이 먹는 삼계탕에는 인삼, 마늘, 대추 등이 들어가는데 인삼은 원기를 보하고 갈증을 없애고, 마늘은 소화기능을 돕고 해독작용, 항노화 작용이 있으며, 대추는 소화기능을 돕고 갈증을 없앤다. 열을 내려 주는 식품은 수박, 참외, 오이, 메밀, 우렁이, 산수유, 보리 등이 좋다.

(3) 가을의 건강관리

가을철에 인간과 동물들은 살이 통통하게 오른다. 앞으로 다가올 추운 날씨를 대비하기 위하여 몸에 지방분을 축적하는 생리현상이다. 가을철 음식으로는 뼈에 진액을 보충하고 기운을 안으로 수렴(收斂)시키는 단백질이 많은 추어탕이 좋고, 사과, 대추, 모과 등이 좋다.

(4) 겨울의 건강관리

겨울철은 계절적인 특성상 독감, 감기, 천식, 피부질환 등이 많이 발생한다. 겨울철 인체관리는 몸 안의 혈과 기, 폐 기운을 돋아 주는 당귀, 계피, 어성초, 진피, 홍삼 등과 심장박동을 안정시키고, 혈액순환을 원활하게 시키는 페퍼민트, 자스민 등이 좋다.

7.2. 계절과 한방차

(1) 오미자(五味子)차

오미자는 단맛, 신맛, 짠맛, 쓴맛, 매운맛을 함유하고 있다. 오미자차는 여름철에 특히 좋다. 여름철에는 신맛이 나는 음식이 좋기 때문이다. 새콤한 맛으로 몸이 움츠러들면서 땀이 멈추고, 갈증을 해소하고 신맛으로 땀을 조절해 더위를 식혀주므로 땀이 많은 사람에게 좋다. 자양, 강장, 신장을 이롭게 하고 피로회복, 감기예방, 만성기관지염, 인후염, 뇌의 기능을 안정시켜 준다. 복용방법은 찬물에 10시간 정도 담가 음용한다.

(2) 생강(生薑)차

생강은 인체의 위와 장을 보호하고 살균작용이 있다. 식중독을 예방하고 열을 해소시키고, 식욕을 좋게 하고 소화를 도와준다. 땀을 내고 소변을 잘 나오게 하여 부기를 빼준다. 혈액순환, 항균, 항암, 혈중 콜레스테롤 수치를 낮춘다. 복통, 설사 등에 달여 마시면 좋다. 복용방법은 생강 30g에 대추 10개를 물 1리터를 넣어 약한 불로 달여 음용한다.

(3) 황기(黃蓍)차

황기는 원기를 북돋아 주고 비장의 기능을 좋게 한다. 양기를 좋게 하여 식은땀을 그치게 한다. 강장, 지한, 이뇨, 소종 등에 좋으

며, 땀이 많은 사람에겐 땀의 양을 줄여 주고, 땀이 너무 적은 사
람에겐 땀을 적당히 나게 한다. 복용방법은 황기 30g을 물 1리터에
서 약 20분 정도 끓여 음용한다.

(4) 대추(大棗: 대조), 밤(黃栗: 황률)차

대추는 신경을 안정시켜 주고, 식욕을 증진시켜 준다. 불면증을 예
방하고 마음을 안정시켜 주고 비장과 위장의 기능을 강화시킨다.
밤은 신장과 위장을 강화시켜 주고 설사를 멎게 한다. 지혈(코피,
토혈, 각혈, 대변출혈)작용이 있으며 기관지염에 좋다. 복용방법은 대
추 10개, 밤 10개를 넣어 끓여 음용한다.

(5) 매실(梅實)차

매실은 살균효과가 있어 식중독에 좋다. 갈증을 해소하고 피로를
풀어 주고 위장을 진정시켜 준다. 내장의 열을 다스리고 소화불량,
간 기능을 향상시켜 준다. 만성 변비를 없애 주고 열을 내리고 염
증을 없애 준다. 복용방법은 발효한 매실을 음용한다.

(6) 둥굴레(葳: 위유)차

둥굴레는 신진대사를 촉진시켜 주고 항산화 작용이 있다. 몸의
기운을 북돋아 주고 갈증을 없애 준다. 해열에 효과가 있다. 허약
체질에 좋고 피로를 없애 준다. 어지럼증과 두통에 효과가 있다.
복용방법은 둥굴레 10g을 물 1리터에 끓여 복용한다.

(7) 산수유(山茱萸)차

산수유는 땀을 많이 흘리는 사람에게 좋으며, 간과 신장을 강화시켜 준다. 혈액순환을 잘 시키며, 몸의 열을 내려 주고 뼈를 강화시켜 준다. 정력을 증강시키고 성기능을 개선시켜 주고 요실금, 야뇨증, 빈뇨에 좋다. 복용방법은 산수유 10g을 물 1리터에 낮은 불로 1시간 끓인다.

(8) 산사(山査)차

산사는 비장과 위장을 강화시켜 주고 소화를 촉진시키고 면역기능 강화시킨다. 어혈을 풀어 주고 통증을 억제한다. 배탈, 설사, 고혈압, 요통, 심장기능 등에 효과가 있다. 볶아서 쓰면 설사에 좋다. 복용방법은 산사 20g을 물 1리터에 넣어 물이 절반으로 줄 때까지 끓여 복용한다.

7.3. 질병과 한약재

(1) 암

정상세포와 달리 조직 내에서 무제한으로 증식하는 미분화 세포로써 종양을 형성하는 것이다. 암에 좋은 한약재에는 자초, 삼백초, 어성초, 상황버섯, 동충하초, 영지버섯, 운지버섯 등이 있다.

(2) 감기

호흡기 점막에 발생하는 염증성 질환 또는 알레르기성 질환이다. 비염, 인두염(咽頭炎), 후두염(喉頭炎), 편도염, 기관지염, 인플루엔자 등을 의미한다. 목감기에는 무탕 호박씨가 좋다. 초기 감기에는 칡차, 유자차, 호두가 효과적이며, 기침에는 모과, 은행, 오미자차, 연근, 매실, 생강 탕이 좋고, 가래에는 물을 많이 마시고, 구기자가 좋으며, 코감기에는 양파, 생강차가 좋다.

(3) 고혈압

고혈압에는 쑥갓, 당근, 감즙, 샐러리, 다시마, 양파 달인 물, 완두콩 즙, 꽁치가 좋다.

(4) 기관지염

기관지염은 세균, 바이러스, 진균(眞菌) 등에 의하여 발생된다. 건강한 사람도 저항력이 약해지면 감염된다. 대도시의 오염된 공기는 민성적으로 기관지에 지극히어 염증을 일으킨다. 기관지염에 좋은 음식으로는 인삼, 영지, 녹용, 감, 행인, 사과, 은행, 길경, 당근, 마늘, 배시럽, 연근즙, 메주콩 등이 좋고 편도선염은 검은콩, 배, 길경, 금귤 등이 좋다.

(5) 담석증

담석증은 중년층에서 많이 발생하고 남성보다는 여성에게 많다. 원인은 담즙울체(鬱滯)로 인하여 발생하고 쇠고기, 닭고기, 생선, 두부, 김, 미역, 채소, 과일, 감자 등이 좋다.

(6) 당뇨병

체내에 당이 증가되어 인슐린을 조절하지 못하거나 생성된 인슐린이 제대로 작용하지 못해 체내로 들어온 당을 흡수하지 못하여 혈당치가 높아지는 질환이다. 곡식류, 채소류, 해조류, 전통발효식품, 산채류, 견과류 등이 좋다. 당뇨에 해로운 음식으로는 인스턴트 식품, 동물성 육류 식품류, 튀김, 자극성 음식, 정제염, 화학조미료, 감미료, 식품첨가물 첨가식품은 피해야 한다.

(7) 두드러기

한방에서는 은진(癮疹)이라 하고, 두드러기가 발생하면 피부에 붉은 팽진(膨疹)이 나타나며 가려움증을 수반하는데 긁으면 점점 퍼진다. 감초, 녹차, 어성초, 율무, 녹두, 쑥 등이 좋다

(8) 만성피로

스트레스, 우울증, 불안장애 등 정신적 문제가 원인이다. 당뇨병, 갑상선질환, 호흡기질환, 빈혈, 결핵, 간염, 신장질환 등으로 만성피로가 발생한다. 만성피로에 좋은 음식은 딸기, 브로콜리, 버섯, 토

마토, 당근, 등 푸른 생선, 콩, 소의 간, 구기자, 전복 등이 좋다.

(9) 설사

변의 상태가 액상으로 배출하는 것이다. 원인은 세균, 바이러스, 기생충 등이 만들어 낸 독소의 작용, 소화기능의 저하, 장관점막(腸管粘膜)의 삼투압의 변화, 기계적·물리적인 자극, 장 내용물의 이상 발효 등으로 설사를 하게 된다. 탈수를 막기 위해서는 수분을 충분히 섭취한다. 설사에 좋은 음식은 생강, 백출, 복령, 미나리, 표고버섯, 산약, 진피, 쑥, 매실, 대추, 밤 등이 좋다.

(10) 소화불량

아무런 질병이 없이 복부팽만감, 통증 등이 반복되는 질환으로 스트레스와 관련이 있는 것으로 알려져 있다. 소화불량에 좋은 것은 요구르트, 옥수수, 발효식품, 올리고당, 카레, 고구마, 구약나물, 콩, 해조류 등이다.

(11) 불면증

수면을 이루지 못하는 상태로 뇌동맥경화나 고혈압으로 인하여 자율신경이나 내분비의 이상으로 발생한다. 상추, 적포도주, 양파, 대추씨 등이 좋다.

(12) 편도선염

편도선염은 편도선에 세균이 감염되어 일어나는 병으로 과로, 감기, 기후의 변화 등에 의하여 발병한다. 어린이나 청소년들에게서 많이 발견된다. 편도선염에는 길경, 생강, 매실, 배즙, 진피 등이 좋다.

08

음식을 이용한 건강관리

8.1. 상생음식(相生飮食)

(1) 조개와 쑥갓

쑥갓에는 칼슘이 많고 비타민 A와 C, 엽록소가 풍부한 식품으로 혈중 콜레스테롤을 저하하는 효과가 있다. 조개에는 엽록소, 비타민 A와 C는 없는 것으로 조개탕에 쑥갓을 곁들이면 좋다.

(2) 돼지고기와 표고버섯

돼지고기는 콜레스테롤을 많이 함유되어 있어 생강, 마늘, 고추 등을 같이 섭취하여 콜레스테롤의 체내흡수를 억제하여야 한다. 표고버섯에는 섬유질이 많아 콜레스테롤이 체내에 흡수되는 것을 억

제하고 에리타데닌(erithadenine)은 혈압을 저하시키고 당뇨병, 항종
양성 효과, 항암효과가 있다. 표고버섯은 고단백, 고지방식품인 돼
지고기와 섭취하면 좋다.

(3) 소고기와 들깻잎

쇠고기는 단백질 성분으로 칼슘, 비타민 등이 없다. 들깻잎에는
칼슘, 철분, 비타민을 많이 함유하고 있어 쇠고기의 성인병의 원인
이 되는 콜레스테롤이 혈관에 침착되는 것을 억제한다. 들깻잎에는
쇠고기에 적은 칼슘, 무기질, 비타민 A와 C(엽록소)를 함유하고 있
다. 엽록소는 조혈작용, 효소 활성화, 체질개선, 해독작용, 세포재
생, 지혈작용 등의 효능을 가지고 있다. 들깻잎에는 비타민 C와 섬
유소를 가지고 있어 고기로 인한 변비를 예방한다.

(4) 두부와 미역

두부의 거품은 사포닌에 의한 것이다. 콩의 사포닌을 많이 섭취
하면 요오드가 많이 빠져나가므로 요오드를 풍부하게 함유한 미역,
김을 두부에 함께 먹으면 좋다.

(5) 돼지고기와 새우젓

돼지고기는 단백질과 지방이 주성분이다. 단백질이 소화되면 펩
다이드를 거쳐 아미노산으로 바뀌는 과정에서 단백질 분해효소인
프로타아제가 필요한데 새우젓은 발효되는 동안에 프로타아제가

생성되어 소화력을 향상시킨다. 지방을 먹으면 췌장에서 리파아제가 지방을 분해한다. 새우젓에는 리파아제가 함유되어 있어 소화력을 향상시킨다.

(6) 닭고기와 인삼

더위로 노출되면 체내의 단백질과 비타민 C가 소모되므로 단백질과 비타민 C를 보충해 주어야 하는데 닭고기는 고단백질 식품으로 삼계탕은 인삼의 약리작용과 찹쌀, 밤, 대추 등의 유효성분이 어울려져 영양의 균형을 이루게 된다.

8.2. 상극음식(相剋飲食)

(1) 오이와 무

무를 주재료로 하는 음식에 오이를 곁들이는 것은 오이에 비타민 C를 파괴하는 '아스코르비나제'의 효소가 있어 무와 오이에 함유된 비타민 C를 파괴되게 된다.

(2) 토마토와 설탕

토마토에 함유된 비타민 B는 체내에서 당질 대사를 원활하게 한다. 토마토를 설탕과 함께 섭취하면 설탕의 대사로 인하여 비타민 B의 효과가 감소하게 된다. 토마토는 그대로 먹는 것이 가장 좋다.

(3) 선짓국과 홍차

선지는 철분이 많이 함유하고 있어 빈혈에 좋은 식품이다. 선짓국이나 순대를 먹고 난 후 홍차나 녹차를 마시면 철분이 화학적 변화를 일으켜 타닌산철을 만들게 된다.

(4) 시금치와 두부

시금치에는 옥살산이 함유되어 있고 두부에는 칼슘이 다량 함유되어 있다. 옥살산과 칼슘이 결합하면 불용성의 수산칼슘이 형성되어 체내의 칼슘섭취가 억제되고 결석증을 유발한다.

09

건강하게 사는 법
(건강십훈(健康十訓))

성인병을 예방하는 가장 기본적인 방법은 자연식품을 골고루 섭취한다. 탄수화물과 지방을 알맞게 섭취하고, 해조류, 단백질을 충분히 먹는다. 채소와 과일의 겉껍질에 항산화 물질이 많이 함유되어 있어 유기농으로 재배되었거나 최대한 저농약으로 재배된 채소와 과일을 껍질까지 먹는 것이 건강에 이롭다. 노인들의 신체구조상 골다공증 등을 예방하기 위하여 멸치와 같이 뼈까지 먹는 식품이 건강에 좋다.

규칙적인 운동을 실시하고 충분한 휴식과 스트레스를 해소한다. 정기검진을 통하여 질병의 발생을 예방하고 만약 질병이 발생하였다 하더라도 질병이 경증일 때 치료하는 것이 가장 효과적이다.

노인의 건강 유지와 인체 건강을 증진하기 위해서 다음과 같은 규칙을 지키자.

① 少肉多菜(소육다채) – 고기는 적게 먹고 채소는 많이 먹는다.

② 少食多嚼(소식다작) – 과식을 피하고 많이 씹는다.

③ 少鹽多醋(소염다초) – 음식을 싱겁게 먹고 식초를 많이 먹는다.

④ 少衣多浴(소의다욕) – 옷은 편하게 입고 목욕을 자주 한다.

⑤ 少煩多眠(소번다면) – 번민은 적게 수면은 충분히 취한다.

⑥ 少欲多是(소욕다시) – 욕심은 버리고 선행을 많이 한다.

⑦ 少糖多果(소당다과) – 설탕은 적게 과일은 많이 먹는다.

⑧ 少車多步(소차다보) – 차를 적게 타고 많이 걸어 다닌다.

⑨ 少言多行(소언다행) – 말을 적게 행동으로 옮긴다.

⑩ 少憤多笑(소분다소) – 분함을 참고 명랑하게 생활한다.

10 사상의학(四象醫學)과 체질(體質)

　인체를 개인의 체질적 특성을 무시하고 획일적으로 판단하여 질병의 진단, 처방, 예방에 있어서 오진과 부작용 등을 일으키게 되었다. 개인의 체질과 체형에 따라 약물의 반응이 다르게 나타나 건강관리와 치료법을 달리 적용해야 한다. 1894년에 이제마 선생의 사상체질을 발표하기 전에는 일반적으로 증치요법을 사용하였다.

　증치요법은 인체를 수동적으로 판단하여 발병의 원인을 풍(風), 한(寒), 서(暑), 습(濕), 조(燥), 화(火)와 같이 외적인 요인에 의하여 발병하는 것으로 개인의 신체적 조건과 특성으로 판별하지 않았다. 사상의학에서는 인간은 자기 스스로 자신의 몸을 조절할 수 있고 개인의 체형과 체질에 따라 병이 발병하는 것으로 판단하였다. 따라서 치료법도 다르게 적용된다. 증치요법에서는 병의 허실을 중요하게 생각하여 병을 정기가 부족해서 발생하거나(허증(虛症)이라

함.) 사기가 지나쳐서 발생하는(실증(實證)이라 함.) 것으로 허증에
는 보(補)를 하고 실증에는 사(瀉)를 하는 보법과 사법을 치료의 기
본으로 하였다. 사상의학은 체질에 따라 인체의 장부의 대소가 있
고 장부의 불균형에 의하여 병이 발병하는 것이라 하였다. 치료원
칙은 인체의 균형을 유지하는 것을 원칙으로 하였으며, 질병의 발
생은 심신과 병적 요인을 제거하는 약물치료에만 의존하지 않고
정신적 요인까지 치료해야 한다고 하였다.

사상의학에서 사상은 일(事), 마음(心), 몸(身), 물(物)을 의미한다.
마음과 몸의 유기적인 관련성을 알게 되면 몸의 건강과 올바른 인
격형성과 일치하는 것이다. 사상의학(四象醫學)은 인체를 태양인
(太陽人), 태음인(太陰人), 소양인(少陽人), 소음인(少陰人) 네 가지
체질로 구분하였고 각 체질에 따라 일상생활의 섭생법(攝生法)과
치료법을 정리하였다. 사상의학의 원리는 사심신물(事心身物)의 원
리, 천인성명(天人性命)의 원리, 장부편차(臟腑偏差)의 원리, 중용
(中庸)의 원리로 구분해 볼 수 있다. 사심신물(事心身物)은 인간,
사회, 우주의 현상을 네 가지로 구분하는 것으로 '『격치고(格致藁)
』의 태극(太極)은 심(心)이고, 양의(兩儀)는 심신(心身)이며, 사상(四
象)은 사심신물(事心身物) 이다.'에 근거한 것이다. 사상의 사(事),
심(心), 신(身), 물(物)은 인간과 사회를 인식하는 근본으로 심(心)은
성정(性情)과 심욕(心慾)이 나오는 것이고 신(身)은 인체를 의미하
며, 사(事)는 인간 사회의 일들을, 물(物)은 아(我)를 제외한 모든
객체를 의미하는 것으로 사물을 사상유형적(四象類型的)으로 판단
하여 사람의 인체에 적용시켰다. 심욕에 따라 비인(鄙人), 박인(薄
人), 탐인(貪人), 나인(懦人)으로 구분하고 장부 대소에 따라 태양

인, 태음인, 소양인, 소음인으로 구분하였다.

사상의학에서는 인체를 상초, 중상초, 중하초, 하초 사초로 나눈다. 각 장기들은 폐당, 비당, 간당, 신당으로 사당으로 나누어 폐당과 간당은 기액의 신진대사(호흡의 순환)를 주관하고 비당과 신당은 수곡의 신진대사(물을 포함한 음식의 순환)를 주관한다. 상초는 폐당으로 폐, 기도, 식도가 속하며 내뱉는 역할을 하며, 중상초는 비당으로 위장, 췌장이 속하며 음식물을 받아들이는 역할을 하고, 중하초는 간당으로 간, 소장이 이에 속하고 흡입작용을 하며 하초는 신당으로 신장, 대장이 속하며 배설작용을 한다.

사람의 체질을 구별하는 방법은 다음과 같다.

1) 체형과 용모를 본다.

사름은 각각 다른 체질을 소유하고 있으나 선천적으로 타고나는 체형과 후천적으로 길러지는 체형이 있어 체질을 구별할 수 있으나 영양상태, 질병, 발육의 차이, 운동, 직업에 따라 체형의 변화가 올 수 있다.

체형은 상초, 중상초, 중하초, 하초의 형태학적인 체형과 육체의 외면으로 나타나는 모습을 의미한다. 체형과 신체 외부에 나타나는 형태만으로 태양인, 소양인을 판별할 수 있지만 체형과 외부의 형태만으로 체질을 완전하게 판별하기는 어렵다.

2) 성질(性質, 마음의 본바탕), 재간(才幹, 재주와 솜씨), 항심(恒心, 지니고 있는 마음), 성격(性格, 고유의 품성), 심욕(心慾, 욕심) 등을 본다.

성질이란 희(喜), 노(怒), 애(哀), 락(樂)이 사람의 마음을 처리하는 능력이고 재간은 희, 노, 애, 락의 정기가 인간관계를 형성하는 것이다.

항심은 체질마다 특징을 가지고 있지만 자기 스스로 체질을 판단하는 경우에는 객관성이 낮아진다.

3) 병증으로 구분한다.

체질에 따라 기(氣)의 승강부침이 다르게 나타난다. 병의 증상이 같더라도 체질에 따라 병이 나타나는 발표증상은 다르게 나타난다. 체질에 따라 자주 발생하는 질병을 체질병증이라 한다.

10.1. 소음인(少陰人)

(1) 특징

○ 사색을 좋아한다.

○ 내성적이고 수줍음이 많아 자기의견을 잘 표현하지 않는다.

○ 살갗이 부드럽고 검다.

○ 상체보다 하체가 잘 발달되었다.

○ 체형이 바르고 체격이 작다.

○ 몸가짐과 태도가 단정하다.

○ 인상이 유순(柔順)해 보인다.

○ 몸매가 균형이 잘 잡혀 있다.

○ 대체적으로 얼굴과 이목구비가 작다.

○ 질투심와 시기심이 많다

○ 감정이 상하면 오래간다.

○ 맥이 완만하지만 약하다.

○ 손발이 떨리는 증세가 있다.

(2) 성질재간

유순하고 침착하고 단정하며 세심하고 부드러워 사람을 잘 모으고 계획을 세우는 데는 철두철미하게 세우지만 처음 만난 사람과는 잘 어울리지 못하고 적극적이지 못하다.

(3) 항심

너무 세심하여 소심하며 불안정하다. 소심한 성격의 소유자로 작은 일도 걱정을 많이 하게 되며 소화가 잘되지 않고 가슴이 답답한 증상을 보이기도 한다. 소심한 성격을 탈피하고 자신감 있는 적극적인 태도와 너그럽고 편한 마음을 갖도록 노력하여야 한다.

(4) 성격

내성적인 성격으로 추진력이 부족하지만 계획성 있고 침착하다. 남의 간섭을 싫어하고 이해타산을 잘 따진다.

(5) 심욕

내성적이고 소극적인 성격과 결단성이 부족하여 크게 성취할 수 있는 기회를 놓칠 수 있다.

(6) 병증

　위장은 허약하고 냉한 체질을 가지고 있으며 소화불량이 많고 음식을 먹으면 설사도 잘한다. 만성소화불량, 위하수, 위산과다, 복통 등이 잘 발생하고 체질이 냉하여 수족 냉증이 있으며, 몸을 차게 하면 병증이 깊어져 잔병치레가 많다. 하지만 고혈압, 당뇨병 등의 성인병에는 잘 걸리지 않는다. 신장 기능이 왕성하여 비뇨생식기의 기능이 좋고 몸도 비만하지 않아 하체와 허리가 튼튼하다. 내성적 성격으로 걱정, 근심이 많아 마음이 편치 못하여 정신 신경계가 안정을 잃기 쉬워 신경 불안증이 잘 나타난다. 인체를 무리하여 피로가 쌓이면 위장 질환, 신경성 질환이 발생할 수 있고, 땀을 많이 흘리거나 설사를 하면 병적인 상태일 수 있다. 소화가 잘되고 대변이 약간 굳게 나오면 건강한 상태라고 볼 수 있다.

　소음인은 소화기의 기능이 약하므로 따뜻한 성질의 음식이 좋다. 너무 기름진 음식이나 차가운 음식은 설사를 유발하기 쉽다.

10.2. 소양인(少陽人)

(1) 특징

○ 한국인의 체질 중 소양인이 가장 많이 존재하고 구별하기도 쉽다.

○ 모습과 몸가짐이 민첩하다.

○ 명랑하고 시원스럽다.

○ 솔직 담백하고 봉사정신이 강하다.

○ 일에 싫증을 잘 내고 체념을 쉽게 한다.

○ 가슴이 잘 발달되고 둔부가 빈약하다.

○ 상체는 잘 발달되었으나 하체가 약하여 걸음걸이가 빠르고 경망스럽게 보인다.

○ 대체로 머리가 작고 둥근 편이다.

○ 눈매가 날카로워 보이고 입이 작고 입술이 얇고 턱은 뾰족하다.

○ 살결은 희고 윤기가 적고 땀은 많지 않다.

○ 목소리는 낭랑하다.

(2) 성질재간

성격이 굳세고 날렵하여 밖의 일은 잘하지만 집안은 소홀하게 한다. 적극적인 성격으로 모든 일에 적극적이고 행동이 활발하고 시원스럽다.

(3) 항심

적극적인 성격으로 일을 쉽게 처리하여 꼼꼼하지 못한 문제로 인하여 문제가 자주 발생한다. 문제가 발생하면 걱정을 많이 하여 무슨 일이 생길까 두려워하므로 구심이 안정되면 거처를 편안히 하고 절도 있는 생활을 할 수 있다. 모든 일이 마음대로 되지 않으면 화를 잘 내는 성격이라 마음을 살피고 감정의 조절을 잘해야 한다.

(4) 성격

성격이 급해서 경솔하고 일을 빨리 시작하고 빨리 끝내서 일이 거칠고 실수가 많으며, 일에 싫증을 잘 느낀다. 남의 일에 자신의 희생을 아끼지 않는 의리 있는 성격이며, 불의를 보면 참지 못한다. 상대가 뉘우치고 반성하면 쉽게 용서하고 동정심을 갖게 된다. 솔직 담백하며 꾸밈이 없고 아첨하는 것을 매우 싫어한다.

(5) 심욕

지나치게 밖의 일에만 신경을 쓰고 안의 일은 신경 쓰지 않으며, 사사로운 감정에 치우칠 경우가 많다.

(6) 질병

소양인은 신장의 기능이 약하여 신장염, 방광염, 요도염, 조루증, 불임증 등이 잘 걸리고 하체가 약하여 요통으로 고생하는 경우가 많으며, 비위 기능이 왕성하여 위장병에는 잘 걸리지 않는다.

10.3. 태음인(太陰人)

(1) 특징

○ 맥이 강하고 힘이 있다.
○ 몸이 장대하며 키가 크고 체격이 좋다.

○ 용모와 모습, 생활태도가 예의 바르고, 정리정돈을 잘한다.

○ 살이 찌고 체격이 건실하다.

○ 말이 적고, 운동을 싫어한다.

○ 둔하고 게으르며, 의심이 많다.

○ 손발이 크고 피부가 거칠다.

○ 땀이 많다.

○ 호흡기가 약해서 숨이 차는 일이 많다.

○ 이목구비가 뚜렷하고 걸음걸이는 무게 있어 안정감 있다.

○ 허리가 굵고 배가 나온 경우도 있다.

○ 이해타산을 따지는 데 뛰어나다.

○ 인내력과 끈기가 강하다.

○ 심장이 약하다.

(2) 성질재간

성격이 꾸준하고 침착하여 맡은 일은 꼭 성취하려고 한다. 행정적인 일을 잘하고 어려움이 있더라도 일을 쉽게 포기하지 않는다. 속마음을 잘 드러내지 않고 잘못된 것을 알면서도 고집을 부린다. 겉으로는 점잖은 것 같아도 속으로는 음흉하여 자기의 마음을 잘 드러내지 않는다. 마음이 넓고 도량이 클 때는 바다와 같다가도 편협하고 고집스러울 때는 마음이 좁다.

(3) 항심

경험하지 않은 일은 조바심을 가지고 있다. 외부 일은 소홀히 하고 내부 일에는 충실하다. 겁심(怯心)이 가라앉으면 안정되고 일처리를 잘하지만, 일하기 전에는 겁을 내거나 조심성이 지나치고 일이 성취되지 않으면 무기력해지고 가슴이 울렁울렁거리는 병에 잘 걸린다.

(4) 성격

보수적이어서 변화를 싫어한다. 밖에서 승부를 내지 않고 안에서 일을 이루려 한다. 따라서 가정이나 자기 고유의 업무 외엔 관심이 없다.

(5) 심욕

내부를 지키려는 마음이 강하고 자기 일을 잘하고 자기 것을 잘 지키는 모습은 좋지만 자기 것에 대한 애착이 지나치게 되면 집착이 되고 탐욕이 된다.

(6) 질병

태음인은 체질적으로 육식을 좋아해서 비대한 사람이 많으며, 폐와 심장이 약하여 심장병, 고혈압, 중풍, 기관지염, 천식, 피부질환, 대장염, 치질, 변비, 감기 등에 잘 걸린다. 약을 써서 땀이 나지 않으면 위험한 증상으로 생명에도 문제가 발생한다. 태음인의 대변은 항상 묽게 나와야 하는데 만일 대변이 굵고 변비가 생기면 가슴이 답답하여 견디지 못한다.

10.4. 태양인(太陽人)

(1) 특징

○ 가장 수가 적어 구별하기가 어려운 체질이다.

○ 용모가 뚜렷하고 살이 없다.

○ 목덜미가 굵고 머리가 크고, 엉덩이가 작다.

○ 상체가 발달되고 허리부위가 약하다.

○ 머리가 크고 얼굴은 둥근 편이다.

○ 근육은 비교적 적고 광대뼈가 나온 사람이 많다.

○ 이마가 넓고 눈은 빛난다.

○ 허리가 약하여 오래 앉거나 서 있지를 못하고 기대거나 눕기
를 좋아한다.

(2) 성질재간

사고력이 뛰어나고 다른 사람과 잘 사귀며 판단력이 빠르고 기상
이 진취적이고 영웅심과 자존심이 강하다. 두뇌가 명석하여 창의력
은 좋으나 조급한 성격을 가지고 있어 성을 내지 않도록 주의한다.

(3) 항심

급박지심이 있다. 급박지심은 남성적인 지배본능에서 오는 조급
함을 뜻하는데 급박지심을 자제하여야 일이 순조로워지고 지나치
게 무리를 하면 급박지심으로 인하여 일을 그르친다.

(4) 성격

나서기를 좋아하고 물러나지 않는 성격으로 용맹스러워 남성다운 성격이다. 노여움은 갑자기 생겼다가 금방 사라지는데 그때마다 간이 상한다. 노여움이 치솟을 때 심호흡을 하여 마음을 안정시켜야 한다.

(5) 심욕

방종지심(放縱之心)이 있다. 제멋대로 하고 후회할 줄 모른다. 독선적이고 계획성이 적고 치밀함이 낮다. 항상 나아가려고만 하고 뒤돌아 생각하는 것이 적고 저돌적이지만 후퇴할 줄도 모른다.

(6) 질병

간 기능이 허약하다. 담백한 음식을 좋아하여 맵고 열한 음식을 장기간 섭취하면 위가 상한다.

11

체질음식(體質飮食)

체질음식(體質飮食)이란 체질에 맞는 음식을 섭취하는 것도 중요하지만 체질음식만 섭취하는 것은 오히려 건강에 악영향을 미치므로 음식은 골고루 섭취하여야 한다. 하지만 질병이 발생하면 체질에 맞는 음식을 섭취하는 것이 좋다. 소음인은 소음인에게 좋은 음식을 섭취한 후 태음인 음식, 태양인 음식 순으로 섭취하는 것이 건강에 좋고 정반대인 음식은 피해야 한다. 즉 체질에 맞는 음식이 우선이고, 다음은 이웃체질 음식(음인끼리 혹은 양인끼리)이고, 나머지 체질 음식이 다음이지만 정반대인 체질(소음⇔소양, 태음⇔태양)은 피하는 것이 좋다. 소음인이 삼겹살을 먹을 경우 파, 양파, 마늘, 쑥갓과 같은 열성인 채소와 같이 먹으면 삼겹살의 차가운 성질이 감소되고 소주, 고량주, 양주와 같은 열성을 함유한 것을 마시는 것이 좋다.

11.1. 소음인 음식

소음인은 신대비소(腎大脾小), 즉 신장은 강하고 비장은 약하여 비위의 소화기능이 약하여 기운이 아래쪽에 치우쳐 있어 양기가 부족하고 뱃속이 차갑다. 몸통의 상부는 심장, 폐장, 비장은 기(氣)를 쓰는 기관이고, 하부는 간장, 신장, 방광, 자궁, 정낭은 기를 간직하는 기관이다. 소음인은 양기가 많고 따뜻한 성질을 가진 음식이 좋고, 수분, 기름기가 많거나 차가운 성질의 음식은 좋지 않다.

따뜻한 기운을 많이 가진 동물은 닭, 꿩, 참새, 비둘기, 메뚜기 등이 있고 삼계탕, 개소주, 흑염소탕 등의 보양식이 있다. 어류 중에도 미꾸라지, 장어, 갈치, 조기, 꽁치, 멸치, 송사리 등이 있으며, 채소에는 생강, 마늘, 파, 양파, 쑥갓, 부추, 후추, 겨자와 같이 향이 강한 것으로 향기가 많은 것은 양기가 강한 것이다. 과일은 대추, 복숭아, 귤, 유자와 같이 달콤하거나 수분이 적은 것이 양기를 많이 가지고 있다. 인삼이 소음인의 대표적 보양제이다. 소음인은 인삼차, 꿀차, 대추차, 유자차, 쑥차, 계피차, 계피가 들어간 수정과, 오렌지주스 등이 좋다.

11.2. 소양인 음식

소양인은 비대신소(脾大腎小)하여 비장은 강하고 신장은 약하여 소화기능에 비해 대소변의 배설기능이 약하다. 기운이 몸의 상부에 치우쳐 있어서 하부에는 음기가 부족하고 뱃속에 열이 많고 수분이 부족하다. 상부에서 기운을 너무 많이 쓰고 있어 열이 발생하고 수분이 부족하다. 소양인 음식은 주로 음기가 많고 수분을 많이 지닌 차가운 음식이다.

소양인에게 좋은 음식은 배, 수박, 딸기와 같이 수분을 많이 함유한 과일, 배추, 상추, 시금치와 같이 푸른 채소가 좋고 오리, 돼지고기, 굴, 새우, 해삼, 멍게, 게, 가재, 자라, 거북이와 같이 움직임이 적은 것, 가자미, 복어와 같이 몸이 넙적한 어류, 팥, 녹두, 차조기, 참깨 등이 차가운 기운을 많이 함유하고 있다.

소양인은 냉수를 많이 마셔야 한다. 특히 여름철 더운 날에는 물을 자주 마셔야 기운이 유지된다. 만일 소양인에게 잔병이 많으면 음식을 짜게 먹는지 생각해 보아야 한다. 한약재는 숙지황이 좋고, 녹차, 구기자차, 결명자차, 알로에 즙, 배즙, 딸기주스 등이 좋다.

11.3. 태음인 음식

태음인은 간대폐소(肝大肺小)하여 간장은 강하고 폐장은 약하여 가슴에 위치한 심장과 폐의 기능이 약하다. 심장은 순환기능, 폐는 호흡기능을 하는 기관으로 전신에 혈액과 기를 공급해 주는 역할을 하는 것으로 태음인은 이 기능이 약하여 체내에 노폐물이 축적되기 쉽다. 따라서 심장과 폐를 보(補)하는 효능이 있거나 노폐물의 배출이 좋은 음식이 태음인에게 좋다.

가을은 폐의 기운과 잘 통하게 한다. 따라서 가을에 생산되는 과실 중에 감, 밤, 잣, 호두, 은행, 매실 등이 폐를 튼튼하게 하는 과

실이다. 폐를 튼튼하게 하는 기운을 가진 것은 사슴으로 왕성한 뿔은 풍성한 양기를 함유하고 있어 녹용은 폐의 양기를 북돋아 주어 태음인에게 가장 좋지만 소양인과 태양인은 맞지 않다. 강한 뿔을 가지고 있는 소도 폐기가 왕성하다. 어류는 잉어, 명태, 대구, 고래, 오징어, 낙지, 문어 등과 같이 덩치가 크고 살집이 두툼한 것과 채소에는 도라지, 더덕 등이 기관지를 튼튼하게 해 주고, 연근은 심장을 튼튼하게 하는 효능이 있다. 한방차는 칡, 율무, 들깨, 오미자 등이 있고, 당뇨에 강한 체질이어서 차를 조금 달게 마셔도 된다. 고추는 심폐기능이 활성화시킨다. 곡류에는 콩, 율무, 마, 감자 등이 수분의 흡수가 좋다. 몸의 노폐물은 대개 물과 함께 섞인 액체 상태로서 담(痰), 습(濕)이라 하는데 흡습성이 강한 음식이 노폐물을 없애 주는 효능이 강하다.

11.4. 태양인 음식

태양인은 폐대간소(肺大肝小)하여 폐는 강하고 간장은 약하여 폐 기능에 비히어 간 기능이 약하다. 간은 위장에서 흡수한 영양분을 저장하므로 간이 약하면 영양분이 부족하여 혈액이 부족하게 되어 수분을 많이 함유한 음식을 섭취하여야 한다.

수분 배출을 억제시키는 힘이 강한 것은 조개로서 껍데기를 굳게 닫고 있어 기운이 밖으로 빠져나가기 어렵다. 붕어는 체구에 비해 비늘이 두꺼워서 간 기운을 잘 돌아 준다. 곡류에는 메밀, 포도, 머루, 다래, 사과, 모과 등이 좋다.

체질(體質)과 한약재(韓藥材)

한약의 약성과 체질에 대한 적용법을 이해하면 질병을 예방하고 건강증진에 도움이 된다. 다음은 한약 약성을 간단히 기술하였다.

○ 해표약(解表藥)은 발표약(發表藥)이라고도 한다. 몸의 겉 부분에 있는 사기를 발산시켜 병증을 제거하고 겉으로 보이는 증상, 즉 오한(惡寒), 발열(發熱), 두통(頭痛) 등을 없애는 약이다.

○ 사하약(瀉下藥)은 대장을 활성화시켜 대변을 잘 배출시키는 약이다.

○ 방향화습약(芳香化濕藥): 비장을 튼튼하게 하여 인체의 습(濕)을 제거하는 약이다.

○ 온리약(溫裏藥): 비장의 질병을 치료하는 약으로 속을 따뜻하게 해 주는 약이다.

○ 이기약(理氣藥): 몸의 막힌 기(氣)를 풀어 주고 순환이 잘되도

록 하는 약이다.

○ 활혈거어약(活血祛瘀藥): 혈액순환을 원활하게 하며 체내에 어혈(瘀血)을 없애 주는 약이다.

○ 보기약(補氣藥): 폐와 비장의 기운을 돋아 주어 허약한 인체를 보(補)하는 약이다.

○ 보혈약(補血藥): 인체의 영양소와 혈액이 원활하고 보혈(補血)은 영혈(榮血: 영양소와 혈액)이 허약한 상태를 보하는 것이다.

○ 보양약(補陽藥): 심장, 비장, 신장 등 양(陽)기가 허약한 것을 보(補)하는 약이다.

○ 보음약(補陰藥): 폐, 위, 간, 신장의 음(陰)을 보(補)하는 약이다.

○ 화담약(化痰藥): 담(痰)을 제거하는 약이다.

○ 소식약(消食藥): 소화가 잘되게 하고 식욕을 좋게 하는 약이다.

○ 삽장지사약(澁腸止瀉藥): 장을 튼튼하게 하여 설사를 멈추게 하는 약이다.

○ 이수삼습약(利水滲濕藥): 인체의 좋지 않은 수분을 없애는 약이다.

○ 구충약(驅蟲藥): 인체의 장에 있는 기생충을 없애는 약이다.

○ 개규약(開竅藥): 인체의 막힌(기, 혈, 진액 등) 것을 순환시키는 약이다.

○ 식풍약(熄風藥): 간의 양기를 북돋아 내장의 병을 치료하는 약이다.

○ 용토약(涌吐藥): 독성분을 잘못 먹어 인체에 인후부와 상초에 독이 있어 구토를 일으키게 하는 약이다.

12.1. 소음인 약물

· 소음인의 온약(溫藥)

가자, 소회향, 감초, 안식향, 곽향, 양강, 건강, 오령지, 계심, 오수유, 계지, 오약, 당귀, 육계, 대산, 익지인, 대추, 인삼, 목향, 자원, 미곡, 정향, 반하, 진피, 백강장, 창출, 백단향, 천궁, 백두구, 천오, 백출, 천추, 봉출, 파고지, 부자, 파두, 빈량, 필발, 사인, 하수오, 삼릉, 현호색, 생강, 황기, 석밀, 후박, 소엽

· 소음인의 양약(凉藥)

백작약, 별갑, 상산, 익모초, 인진호, 적작약, 지각, 지실, 청피

· 소음인의 약물

○ 해표약(解表藥): 계지, 계피, 생강, 세신, 자소, 총백, 향유

○ 사하약(瀉下藥): 파두

○ 방향화습약(芳香化濕藥): 곽향, 백두구, 사인, 창출, 초과, 후박

○ 온리약(溫裏藥): 건강, 관계, 부자, 산초, 양강, 오수유, 정향, 필발, 회향, 후추

○ 이기약(理氣藥): 감송향, 단향, 대복피, 목향, 심향, 오약, 지각, 지실, 진피, 친련자, 청피, 해백, 향부자

○ 활혈거어약(活血祛瘀藥): 단삼, 도인, 봉출, 삼릉, 삼칠, 소목, 우슬, 익모초, 오령지, 천궁, 현호색

○ 보기약(補氣藥): 감초, 대추, 백출, 인삼, 봉밀, 황기

○ 보혈약(補血藥): 당귀, 백작약, 적하수오, 백하수오

○ 보양약(補陽藥): 구자, 두충, 익지인, 자하거, 파고지, 파극천

○ 보음약(補陰藥): 별갑, 석곡

○ 화담약(化痰藥): 남성, 반하, 백부자, 소자, 자원

○ 소식약(消食藥): 산사자

○ 삽장지사약(澁腸止瀉藥): 가자, 앵속각, 우여란, 육두구, 적석지

○ 이수삼습약(利水滲濕藥): 인진호

○ 구충약(驅蟲藥): 고련피, 관중

○ 개규약(開竅藥): 안식향, 소합향

○ 식풍약(熄風藥): 대자석, 백강잠

○ 용토약(涌吐藥): 상산

○ 기타: 계(鷄), 대산, 행화, 수은, 정공등, 유황

1) 가자(訶子) – 맛이 쓰고 이질(痢疾)을 멈추고 담으로 인한 기침을 멈추고 화를 내리고 폐기(肺氣)의 기운을 좋게 한다.

2) 감저(甘藷) – 신장을 튼튼하게 하고 비장을 건강하게 하며 몸을 보해 준다.

3) 감초(甘草) – 맛이 달고 약성이 따뜻하니 모든 약을 조화(調和)시키는 약이다.

4) 건강(乾薑) – 음식의 소화를 돕고 신진대사 기능에 좋다.

5) 견육(犬肉) – 약성이 따뜻하여 원기(元氣)를 더해 주고 양을

북돋아 준다. 음이 허한 사람은 금(禁)해야 한다. 신양(腎陽)을 보(補)하고 비위(脾胃)가 허냉(虛冷)한 것을 낫게 하는데 구워서 먹으면 소온(消溫)이 생기고 마늘과 함께 먹으면 원기(元氣)를 손상시키고 임산부가 먹으면 아이가 벙어리가 되는 경우가 많고 열병을 앓은 후에 먹으면 열병(熱病)이 재발하여 치료하기 어렵게 되고 9월에 먹으면 신장을 손상시킨다.

6) 계지(桂枝) – 소변(小便)이 잘 나가게 하고 땀을 멈추고 근육(筋肉)을 풀어 준다.

7) 계피(桂皮) – 소화불량에 사용되며 열이 많은 사람이나 땀이 많은 사람은 복용금지이다.

8) 곽향(藿香) – 구토(嘔吐)를 멎게 하고 풍한(風寒)을 발산(發散)시킨다.

9) 금사주(金蛇酒) – 金蛇는 도마뱀과 비슷한데 발이 없으므로 무각사(無脚斯)라고도 한다. 맛은 짜고 약성은 평하다.

10) 나미(糯米) – 맛이 달고 약성이 차서 중기(中氣)를 보익(補益)하고 열(熱)을 내려 준다. 찹쌀(儒米)은 열을 많이 생기게 하여 대변이 굳어지게 한다. 많이 먹으면 경락(經絡)을 막히게 하여 팔다리를 잘 쓰지 못하고 풍을 일으키고 기를 동(動)하게 하며 정신을 얼떨떨하게 하여 잠을 많이 자게 하고 오랫

동안 먹으면 몸이 약해지고 힘줄이 늘어나게 된다.

11) 천남성(天南星) – 약성이 열하여 담궐(痰蕨)을 치료하고 파상
풍(破傷風)과 몸이 뻣뻣해지는 것과 풍으로 흉탑(擶撈)이 발
작하는 것을 낫게 한다. 天南星을 포(炮)하여 쓰면 비(脾)의
담(痰)을 없앤다. 독이 있으므로 임신부에게는 사용하지 않으
며, 생남성 그대로 사용하지 않고 법제하여 사용한다.

12) 단향(檀香) – 맛은 매우니 위기(胃氣)를 오르게 하여 식욕(食
慾)을 당기게 하며, 비위를 따뜻하게 하고 위장의 기운을 상
승시키며 통증을 없앤다.

13) 당귀(當歸) – 약성이 따뜻하여 혈(血)이 생기게 하고 심장을
보(補)하며 허(虛)한 것을 보하고 소모된 것에 채우고 어혈
(瘀血)을 쫓고 새로운 것이 생겨나게 한다.

14) 당산(常山) – 맛이 쓰고 약성이 차서 상한(傷寒)으로 인한 열
증(熱證)을 치료한다.

15) 대산(大蒜) – 대산(마늘)은 약성이 따뜻하고 맛은 매우며 비,
위경에 작용한다. 위를 따뜻하게 하고 풍, 한, 습을 없애고
해독 소염 작용이 있고 소화작용이 있다.

16) 대조(大棗) – 대추로서 맛이 달아 모든 약을 조화(調和)시키

고, 기(氣)를 더해 주며 비(脾)를 자양(滋養)한다. 오래 먹으면 비의 손상을 시킨다.

17) 대회향(大茴香) - 팔각이라고도 하며 약성이 따뜻하여 종통(腫痛)과 방광(膀胱)병을 치료하며 구토(嘔吐)를 멈추고 위기(胃氣)를 열어 준다.

18) 도인(桃仁) - 맛이 달고 약성이 차서 대장(大腸)을 윤활하게 하며, 월경(月經)을 통하게 하고 어혈(瘀血)을 없앤다.

19) 양강(良薑) - 약성이 열(熱)하여 기(氣)를 내려가게 하고 중초(中焦)를 따뜻하게 한다.

20) 목향(木香) - 약성이 약간 따뜻하여 울체(鬱滯)된 것을 흩어지게 하고 위를 조화(調和)시키며 간기(肝氣)를 잘 통하게 하며 폐를 사(瀉)하게 한다. 간장, 비장, 위 기(氣)가 울체된 것을 뚫고 위장의 기능을 좋게 한다.

21) 반하(半夏) - 비(脾)를 튼튼하게 하고 습(濕)을 마르게 한다.

22) 백구(白蔲, 白豆簆) - 맛이 맵고 약성이 따뜻하여 인체의 부족한 기(氣)를 채워 준다.

23) 백작약(白芍藥) - 맛이 시고 약성이 차다. 피를 보충하고 신

경을 완화하며 혈관을 수렴하여 피부 모공을 수축하므로 양
기가 달아나지 못하게 한다. 인체의 열을 수렴하여 소변으로
배출하는 성질이 있다.

24) 백출(白朮) - 맛이 달고 약성이 따뜻하니 비(脾)를 튼튼하게
하고 위(胃)를 강하게 한다. 갈증을 멈추게 하면서 염증을
없앤다.

25) 별갑(鱉甲) - 맛이 시고 약성이 평하여 해수(咳嗽)와 골증(骨
蒸)을 낫게 한다. 어혈(瘀血)을 흩어지게 한다.

26) 대복피(大腹皮) - 약성이 약간 따뜻하고 위(胃)를 편안하게
하며 비(脾)를 튼튼하게 하고 부종(浮腫)을 없앤다. 소화를
돕고 기를 순환시켜 소변이 잘 나오게 한다.

27) 부자(附子) - 맛이 맵고 약성이 열이다. 위(胃)의 사기를 없앤다.

28) 비상(砒霜) - 독이 있으니 풍담을 토하게 할 수 있으며 학질
(瘧疾)을 멈추고 오랜 병을 없앤다.

29) 빈랑(檳郞) - 기를 풀어 주고 가슴이 답답한 것을 사라지게
하고 대소변을 잘 통하게 한다.

30) 사인(砂仁) - 약성이 따뜻하고 맛은 매우며 소화불량이나 식

체로 명치가 아프고 배가 더부룩할 때나 구토, 설사, 이질에 쓰이고 태아를 편안하게 하는 약이다.

31) 산사(山査) - 맛은 달고 시며 건위제로 위 속의 효소를 증가시키고 소화를 촉진하는 효력이 있고, 심장의 혈액순환을 좋게 하고 가슴이 두근거리는 현상을 제거하는 강심 작용이 있다.

32) 삼릉(三稜) - 약성은 평이하고 맛은 쓰고 매우며 기혈의 순환을 촉진하고 어혈을 없애며 산후복통, 생리통, 종창, 타박상 등에 사용한다.

33) 생강(生薑) - 약성이 따뜻하고 신명(神明)을 시원스레 통하게 하고 담수(痰嗽)와 구토를 치료하며 위기(胃氣)를 열어 준다.

34) 석밀(石蜜) - 맛이 달고 약성이 평(平)하여 약으로 쓸 때는 달여서 익히는 데 기를 생기게 한다.

35) 창출(蓬朮) - 맛이 쓰고 약성이 따뜻하다. 어혈(瘀血)을 없애고 통증(痛症)을 없앤다.

36) 소자(蘇子, 자소의 씨) - 약성은 따뜻하고 맛은 매우며 폐경에 작용한다. 폐를 좋게 하고 가래를 삭이고 대소변을 잘 나가게 하며 기침이 나고 숨이 찬 데 쓴다.

37) 소합유(蘇合油) - 소합향유(蘇合香油), 소합향(蘇合香)이라고
　　 도 함. 소합향나무의 진(津)을 모은 것. 맛은 달고 약성은 따
　　 뜻하며 피부와 장부를 통하게 한다.

38) 소회향(小茴香) - 약성이 따뜻하고 맛은 매우며 장의 소환 기
　　 능을 촉진하고 위장의 분비를 증가시켜 장내에 이상발효로
　　 가스가 찬 것을 제거하고 구토를 그치게 하는 효능이 있다.

39) 신국(神麯) - 누룩이라고도 하며 맛이 달아 위기를 잘 열어
　　 주고 음식을 소화시키며 담(痰)과 기를 내려가게 하고 음식
　　 을 소화시키고 식욕을 당기게 한다.

40) 안식향(安息香) - 약성은 평이하고 맛은 쓰고 매우며 정신을
　　 맑게 하고 심신을 안정시키고 나쁜 기운을 내보내며 기혈
　　 순환을 촉진시킨다.

41) 애엽(艾葉) - 애엽(약쑥)은 약성이 따뜻하고 맛은 쓰며 한기를
　　 인해 울체된 경맥을 따뜻하게 하여 잘 소통시키고 비위를 덥
　　 혀 주며 통증을 그치게 한다.

42) 앵속각(罌粟殼) - 앵속각(양귀비열매)은 기침과 설사를 멈추
　　 고 통증을 그치게 하는 약이지만 마약류로 분류되어 있기
　　 때문에 시중에서 판매되지 않는다. 따라서 현초(쥐손이풀,
　　 광지풀이라고도 함.)로 대용한다. 현초는 약성이 서늘하고

맛은 쓰다. 대장경에 작용하여 설사를 멎게 하고 열을 내리고 독을 푼다. 주로 설사, 이질, 급만성대장염, 장결핵 등에 응용된다.

43) 연자육(蓮子肉) - 음력 12월에 따서 술에 담가 축축해지면 쪄서 껍질과 씨를 버리고 살만 벗겨 햇볕에 말려서 쓴다. 약성은 차다.

44) 오령지(五靈脂) - 약성이 약간 따뜻하고 맛은 쓰다. 간(肝)경에 작용하여 어혈을 없애고 통증을 그치게 한다. 생리통, 월경부조 산후복통, 위궤양통증과 간, 담 계통의 통증 등을 다스린다.

45) 오수유(吳茱萸) - 약성이 따뜻하고 맛은 맵고 쓰다. 비, 위를 따뜻하게 하며 기를 잘 통하게 하여 한습을 없앤다. 울체된 기를 뚫고 심복부의 냉통(冷痛)이나 쥐어짜는 듯한 통증을 제거하는 데 효능이 있다. 심장의 활동을 강화시키고, 자궁을 수축하며 소화관의 경련을 없앤다. 또 위장 내의 기생충을 제거하는 효능이 있다.

46) 오약(烏藥) - 약성은 따뜻하고 맛은 매우며 소화기 점막을 자극하고 위장을 따뜻하게 하여 소화되지 않은 음식물을 소화시킨다. 또 기를 잘 순환시켜 한기와 통증을 없애 위경련, 천식에 좋다.

47) 우여량(禹餘粮) – 약성이 차서 복통(腹痛)을 치료한다.

48) 웅계(雄鷄) – 맛이 달아 풍을 통하게 하고 화를 도우며 허한
것을 보해 준다.

49) 유황(硫黃) – 약성이 열이 있어 양기를 건장하게 하고 한사
(寒邪)를 없앤다.

50) 육계(肉桂) – 간(肝), 신(腎), 명문(命門), 화를 강화시켜 양기
가 만들고 음을 완화시켜 준다.

51) 육두구(肉豆蔲) – 맛이 맵고 약성이 따뜻하여 설사(泄瀉)와
이질(痢疾)을 치료한다.

52) 율미(栗米, 좁쌀) – 맛이 짜고 약성이 차니 기를 더해 주고
신을 보양하며 위(胃)열을 없애고 소변이 잘 나가게 한다.

53) 익모초(益母草) – 약성이 약간 차고 맛은 맵고 쓰다. 혈액순
환을 촉진시키고 어혈을 없애며 월경을 고르게 하고 소변을
잘 나가게 한다. 지혈 작용과 통증을 없애는 효능이 있다.
간의 울혈을 소통시키는 부인과 약이다.

54) 익지인(益智仁) – 약성이 따뜻하고 맛은 약간 매우며 만성위
장쇠약, 소화불량, 냉기로 인한 복통에 효력이 있고, 신장을

따뜻하게 한다.

55) 인삼(人蔘) – 원기를 보강시킨다. 비, 폐의 양기를 크게 보충
한다.

56) 인진(茵蔯) – 맛이 쓰다. 황달(黃疸)을 없애고 습(濕)을 사(瀉)
하고 소변이 잘 나가게 하며 열을 없앤다.

57) 자소엽(紫蘇葉) – 풍한표사(風寒表邪)를 발산(發散)시키고 창
만증(脹滿症)을 없앤다.

58) 자하거(紫何車) – 맛이 달아 골증을 치료하며 비장의 오래된
병을 치료한다.

59) 장간(獐肝)과 급용(及茸) – 노루 간과 및 연한 뿔 – 인후통(咽
嗅痛)에 좋다.

60) 적석지(赤石脂) – 약성이 따뜻하니 장위(腸胃)를 보호하고 설
사(泄瀉)와 이질(痢疾)을 멈추게 한다.

61) 적작약(赤芍藥) – 맛이 시고 약성이 차니 어혈(瘀血)을 없애
고 월경(月經)이 통하게 하는데 산후(産後)에는 복용하지 않
는다.

62) 정공등(丁公藤) – 약성이 따뜻하니 신이 쇠약한 것을 치료하고 풍습으로 인한 비증(痺證)과 해수(咳嗽)를 낫게 한다.

63) 정향(丁香) – 약성은 따뜻하고 맛은 매우며 건위제로 위점막을 좋게 하고 위액 분비를 촉진하며, 위장의 신경을 자극하여 위장의 운동을 촉진시킨다. 심장 운동을 강화시키고 백혈구를 증가시킨다.

64) 지각(枳殼) – 탱자나무 열매로 약성이 조금 차가운 편이고 맛은 쓰며 비, 위, 폐, 대장경에 작용한다.

65) 지실(枳實) – 약성이 조금 차갑고 맛은 쓰며 음식의 소화를 도우며 담을 없앤다. 위장염, 이질, 피부병과 대변이 잘 통하게 한다.

66) 직미(稷米: 피쌀) – 맛이 달고 약성이 차니 기를 더해 준다.

67) 진피(陳皮) – 맛이 달고 약성이 따뜻하여 기(氣)를 순조롭게 하여 가슴을 편안하게 하며 껍질 안의 흰 것을 남겨 놓으면 비(脾)를 조화롭게 하고 껍질 안의 흰 것을 없애며 담(痰)을 삭힌다.

68) 창출(蒼朮) – 맛이 달고 약성이 따뜻하니 비를 튼튼하게 하고 습을 말리며 땀을 나게 한다.

69) 천궁(川芎) - 약성이 따뜻하니 두통을 멎게 하고 혈을 생기게
한다.

70) 세신(細辛) - 족두리풀의 뿌리로 약성은 따뜻하고 맵다. 머리
와 안면의 풍통(風痛)을 치료한다.

71) 천오(川烏) - 포(炮)하여 쓰는데 약성이 열하여 골풍(骨風)을
몰아내고 한습비로 인한 통증을 치료한다.

72) 천초(川椒) - 초피나무의 열매이다. 약성이 따뜻하고 맛은 매
우며 비위를 따뜻하게 하고 한습(寒濕)을 물리친다. 주로 위
를 자극하여 신진대사 기능을 활성화시키고 한기로 인한 설
사와 구역을 멈추게 한다.

73) 철장(鐵漿) - 맛이 짜고 약성이 차고 마음을 진정시키고 눈을
밝게 하며 모든 독을 제거한다. 쇠를 물에 담가 오래 두면
빛이 푸르게 되고 거품이 일어나는데 이것을 철장(鐵漿)이라
한다. 오래되어 누런 기름이 생긴 것이 좋다.

74) 청피(靑皮) - 미숙과의 푸른색의 귤껍질의 약성은 따뜻하고
맛은 매우며 간, 담, 삼초경에 작용한다.

75) 총백(蔥白) - 맛이 맵고 약성이 따뜻하니 표사를 발산시키고
땀을 나게 하며, 비(脾)의 표사(表邪)를 없앤다.

76) 치육(雉肉) - 꿩고기, 맛은 시고 약성은 약간 차며 독이 약간
   있다. 중초(中焦)를 보(補)하고 기(氣)를 돕는다.

77) 침향(沈香) - 기(氣)를 내리게 하고 위(胃)를 따뜻하게 하며
   사기를 없앤다.

78) 파고지(破故紙) - 약성이 따뜻하니 허리와 무릎이 시큰거리고
   아픈 것을 낫게 하며 약성이 매우 따뜻하고 맛은 맵다. 비와
   신장을 보하여 신장이 너무 차가운 데서 일어나는 유정(流
   精)이나 무릎 통증과 설사를 그치게 하는 효능이 있다.

79) 파두(巴豆) - 독성이 있으며 약성이 뜨겁고 맛은 매우 맵다.
   심한 설사를 일으키고 변비, 적취 등을 없애고 충을 죽인다.

80) 필발(蓽茇) - 약성은 매우 따뜻하고 맛은 매우며 풍한(風寒)
   으로 인한 오심, 구토를 다스리고 담을 제거하며 설사하는
   것을 그치게 한다.

81) 하수오(何首烏) - 간(肝), 신(腎)의 약으로 정(精)을 고정시키
   면서 간에 따뜻한 양기를 보충하는 약으로 근(筋)과 골(骨)을
   강화시켜 준다.

82) 해염(海鹽) - 바다소금에서 흘러내린 즙으로 하루에 반 숟가락
   씩 1개월간 먹으면 소음인의 부종(孚腫)이 완치된다고 하였다.

83) 향부자(香附子) - 비의 위기를 열어 주어 음식을 소화시키고 식욕이 당기게 한다.

84) 향유(香薷) - 맛이 매워 변비, 수종을 치료하며 번열을 없앤다.

85) 현호색(玄胡索) - 약성은 따뜻하고 맛은 매우며 기혈의 순환을 촉진시키고 어혈을 없애며 통증을 그치게 한다. 월경부조를 치료하여 월경을 고르게 한다.

86) 호초(胡椒) - 맛이 매워 가슴이 아프고 배가 찬 것을 치료하며 기를 내리고 타박상에 사용한다.

88) 홍화(紅花) - 맛이 맵고 약성이 따뜻하니 어혈로 인한 열을 내리고 혈액순환을 촉진시키고 어혈을 없애며 종기를 삭이고 통증을 멎게 하며 월경을 통하게 한다. 산후 어지러움, 산후 복통, 타박상, 부스럼, 종창(腫瘡) 등에 좋다.

89) 황기(黃芪) - 폐의 양기를 보충하고 살을 따뜻하게 하여 위기(衛氣)를 강화시키고 심장과 폐의 음화를 제거한다.

90) 후박(厚朴) - 약성이 따뜻하고 맛은 맵고 쓰며 더부룩한 배에 사용하고 담을 삭인다. 식체, 소화불량, 설사 등을 치료하므로 장(腸)과 위(胃)를 좋게 한다.

12.2. 소양인 약물

· 소양인 온약(溫藥)

　강활, 석웅황, 구기자, 숙지황, 독활, 신국, 맥아, 유향, 몰약, 침향, 방풍, 혈갈, 복분자, 형개, 산수유

· 소양인 양약(凉藥)

　감수, 우방차, 건지황, 인동, 경분, 저령, 고삼, 전호, 과루인, 주사, 금은화, 지골피, 노희, 지모, 목단피, 차전자, 목통, 천화분, 박하, 치자, 복령, 택사, 생지황, 활석, 석고, 황련, 수은, 황백, 시호, 현삼, 연교, 호황련

· 소양인의 가감약물

　○ 두통: 고삼, 생지황, 숙지황, 석고, 우방자, 황련

　○ 복통: 고삼, 활석, 황련

　○ 풍증: 생지황, 석고

　○ 한증: 고삼, 주사, 생지황, 시호, 황련

　○ 구토: 감수, 과루인, 전호

　○ 발한: 강활, 독활, 시호, 전호

　○ 지한: 산수유, 숙지황, 택사

　○ 소변불리: 강활, 독활, 방풍, 저령, 치자, 차전자, 택사, 형계

　○ 설사: 고삼, 생지황, 석고, 택사, 황련

　○ 협체: 목단피

　○ 담천: 과루인, 주사, 숙지황, 전호, 형계, 방풍

○ 이질: 과루인, 백복령, 생지황, 천황련, 택사

1) 감수(甘遂) - 버들 옻과에 속하는 감수의 뿌리를 말린 것으로 독극물에 해당한다. 약성은 차갑고 맛은 쓰며 소변을 잘 나가게 하고 담이 뭉친 것을 풀어 내린다.

2) 강활(羌活) - 약성이 약간 따뜻하고 맛은 쓰고 매우며, 오한, 발열과 두통 신체통증에 좋다.

3) 경분(輕粉) - 약성은 차갑고 맛은 매우며, 충을 없애고 담을 제거하며 적을 없애고 대소변을 쾌통시킨다. 독성이 강하므로 외용으로만 쓰는 것이 좋다. 경분은 수은화합물로서 수은이 들어 있다. 임신부는 절대 금기이고 소양인의 해당 병증이라도 개인적으로 쓰지 말고 전문 직업 의료인들에게 도움을 받는 것이 좋다.

4) 계내금(鷄內金) - 계내금(닭의 위장 속의 껍질을 말린 것): 약성은 평이하고 맛은 달며 건위소화제로 위장의 소화를 촉진시키고 장의 흡수를 조화시키며, 소화장애로 인한 만성위염, 위암, 장암, 식욕결여 트림, 구토 등을 다스린다.

5) 고삼(苦蔘) - 맛이 쓰니 눈썹이 빠지고 홍반이 생기는 문둥병을 치료한다.

6) 골석(滑石) – 약성이 침(沈)하고 차며 가슴이 답답한 것과 습열을 풀어 없애며 갈증을 낫게 한다.

7) 과루인(瓜蔞仁) – 약성이 차갑고 맛은 달고 쓰다. 담열로 인해 기침하는 것과 대변을 잘 통하게 한다.

8) 구기자(拘杞子) – 맛이 달고 약성이 따뜻하니 신정을 보태 주고 골수를 고섭하며 눈을 밝게 하고 풍(風)을 없앤다.

9) 금은화(金銀化) – 맛이 달아 옹저(癰疽)를 치료하고 곪지 않은 것은 흩어지게 하고 이미 곪은 것은 터지게 한다.

10) 녹두(綠豆) – 기(氣)가 차니 독(毒)을 풀며, 갈증을 멈추고 답답한 것을 없애며 모든 열증에 복용할 수 있다.

11) 대맥(大麥) – 맛이 짜고 약성이 따뜻하니 설사를 멈추고 허한 것을 보(補)해 주고 오랫동안 먹으면 기육이 튼튼해진다.

12) 노회(蘆薈) – 노회(알로에즙을 졸여 만든 것)는 약성은 차갑고 맛은 쓰며 열을 내리고 설사를 일으키며 살충 작용이 있다. 건위 작용과 소염 작용을 하며 간열로 인해 눈이 붉어지고 붓고 아플 때(결막염), 건위 약으로 만성위염, 위 및 십이지장궤양, 신경통, 간염 등에 사용한다.

13) 독활(獨活) – 약성이 약간 따뜻하고 맛은 약간 달고 쓰며 관
절이 아프고 뼈가 쑤시는 데 등 하반신의 병을 치료한다. 신
경통, 혈압강하에 좋다.

14) 동변(童便) – 기(氣)가 서늘하니 타박상으로 인한 어혈을 없앤다.

15) 망초(芒硝) – 맛이 쓰고 약성이 차니 담을 제거하고 대변이
막힌 것을 소통시킨다.

16) 맥아(麥芽) – 맥아(보리 엿기름)의 약성은 따뜻하고 맛은 달고
짜며, 음식을 소화시키고 비위를 덥혀 주고 입맛을 돋아 준다.

17) 목단피(牧丹皮) – 약성이 약간 차고 맛은 맵고 쓰다. 열을 없
애고 혈액순환을 촉진시키고 어혈을 없앤다. 염증, 맹장염,
종기에 효능이 있다.

18) 목통(木通) – 약성이 약간 차갑고 맛은 맵고 달다. 소변을 잘 나
가게 하며, 살균 소염 작용, 위액분비 억제 작용이 있어 지나친
위장 기능 항진을 정상화시키면서 비위의 한열까지 제거한다.

19) 몰약(沒藥) – 약성은 평이하고 맛은 쓰며 어혈을 없애고 종기
를 없애고 통증을 그치게 하며 새살이 돋아나게 한다. 혈액
순환을 촉진시키고 어혈을 제거하고 부은 것을 없앤다.

20) 박하(薄荷) - 맛이 맵고 머리와 눈을 맑게 하고 풍(風)을 없애
며 담(痰)을 삭이고 골증(骨蒸)에 좋다.

21) 방풍(防風) - 약성이 따뜻하고 맛은 맵고 달며 풍한(風寒)의
사기를 제거하고 내외의 모든 풍습을 없애며 통증을 그치게
한다. 두통, 요통, 골절, 동통과 풍열로 인한 눈의 충혈, 급성
류마티스, 신경성 두통, 시신경 염증 등에 효과가 있다.

22) 복령(茯苓) - 약성이 평범하고 맛은 달고 덤덤하면서 약간 짜
다. 소변을 잘 나가게 하고 비장과 폐의 음을 보강하고 방광
으로 열을 배설시킨다.

23) 복분자(覆盆子) - 맛이 달아 신(腎)이 허손되어 정(情)이 고갈
된 것을 보(補)해 주고 눈을 밝게 한다.

24) 복신(茯神) - 건망증을 낫게 한다.

25) 붕사(硼砂) - 맛이 매워 목구멍이 부을 때, 담이 있을 때 사
용한다.

26) 산약(山茱, 산수유 山茱萸) - 약성이 따뜻하고 골수를 만들어
주고 이명을 낫게 하고 요통을 치료한다.

27) 건지황(乾地黃) - 약성이 서늘하고 폐의 손상으로 인한 토혈

을 치료한다.

28) 생계란(生鷄卵) - 목이 쉰 것 등을 치료한다, 익힌 것은 폐약
(肺樂)으로 쓴다.

29) 생지황(生地黃) - 약성이 몹시 차갑고 폐와 위장에서 생기는
열을 제거한다.

30) 석고(石膏) - 약성이 차갑고 맛은 맵고 달며 심한 갈증을 그
치게 한다. 폐열과 두통을 제거한다.

31) 석유(石油) - 맛이 맵고 독이 있으니 소아의 경풍을 다스리는
살충작용이 있다.

32) 석화(石化) - 약성이 약간 차가워 땀이 나는 것을 치료하고
대하를 낫게 한다.

33) 소맥(小麥) - 약성이 약간 차니 주로 번열을 없애고 갈증을
멈추며 소변을 잘 통하게 하고 간기를 자양한다.

34) 신곡(神麴) - 신곡(발효한 약 누룩)의 약성은 따뜻하고 맛은
달며 소화효소의 건위제로 음식을 소화시키고 입맛을 돋우
며 비장을 튼튼하게 한다. 음식에 체하여 배가 더부룩하고
소화가 안 되고 입맛이 없고 설사하는 데 쓴다. 소화불량,

트림, 식욕부진, 설사, 복창을 다스린다. 임산부에게는 쓰지
말아야 한다.

35) 수은(水銀) – 약성이 차니 태아를 없애고 해산을 촉진한다.

36) 숙지황(熟地黃) – 약성이 약간 따뜻하니 신을 자양하고 혈을
보하며 골수를 보태 주고 머리를 검게 한다.

37) 시호(柴胡) – 약성이 약간 차고 맛은 쓰며, 간과 담의 열을
내리고, 간기를 잘 통하게 하면서 기를 상승시킨다. 간, 담경
의 열사를 쫓아내고 소화관에 울체된 기를 소통시키고 기가
울체되어 발생하는 열을 제거하는 데 큰 효력이 있다.

38) 연교(連翹) – 맛이 쓰고 약성이 차니 창독을 없애며 기(氣)가
몰리고 혈(血)이 엉긴 것을 풀어 주며 습열을 없애 준다.

39) 영사(靈砂) – 유황과 수은으로 만든 황화수은이다. 약성은 따
뜻하고 맛은 달며 위경에 작용한다. 혈액순환을 촉진시키고
정신을 안정시키고 담을 없앤다. 고혈압, 신경쇠약, 정신병,
배가 차고 아픈 증세 토사곽란 경기를 다스린다. 아울러 눈
을 밝게 하고 기력을 좋게 한다. 임산부는 절대 금기다.

40) 우방자(牛蒡子) – 맛이 매운지라 풍사가 소산시키고 머리, 얼
굴, 눈, 잇몸, 목구멍이 부은 것을 낫게 하며 피부의 창양과

근골의 경련을 치료하고 갈증을 멈추게 한다.

41) 유향(乳香) – 약성은 따뜻하고 맛은 맵고 쓰며 기혈의 순환을
촉진시키고 통증을 그치게 하며 경련을 멈추게 하고 부은 것
을 없애고 새살이 돋아나게 한다. 타박상, 창양, 옹저, 임파
선암, 간암, 폐암, 장암, 흉복통, 생리통, 산후복통, 위궤양의
토혈을 치료한다. 중풍으로 입이 열리지 않는 증상, 불면증
등도 다스린다.

42) 인동(忍冬) – 약은 맛이 달고 약성이 차니 몸이 붓는 것과 열
리(熱痢)를 치료하며 옹저(癰疽)를 다스린다.

43) 인유(人乳) – 맛이 달아 눈을 좋게 하고 눈을 밝게 한다.

44) 자하거(紫河車) – 태반을 말함. 맛이 달아 골증열을 치료하고
기침에 좋다.

45) 복령(茯笭) – 약성이 평범하고 맛은 달고 덤덤하면서 약간 짜
다. 소변을 잘 나가게 하고 비장과 폐의 음을 보강한다. 완화
이뇨제로 심, 소장, 방광, 습열을 배설하고 담을 삭이며 정신
을 진정시킨다.

46) 저육(猪肉) – 맛이 달아 적당히 먹으면 허(虛)한 것을 보(補)
하고 담(痰)을 생기게 하는 음식으로 많이 먹으면 살찐다.

47) 적두(赤豆) - 맛이 시다. 수종(水腫)과 장만(腸滿)을 낮게 하
며 소갈을 치료하고 소변을 잘 나가게 한다.

48) 육종용(肉從蓉) - 약성은 따뜻하고 맛은 달고 시고 짜며, 신장
을 자양하고 정과 골수를 보하며 대장을 윤활하여 대변이 잘
나가게 한다. 교감신경을 강하게 하고 고환을 흥분시키는 작용
이 있어 음위, 조루, 유정, 불임증, 신장염, 방광염 등에 쓴다.

49) 전호(前胡) - 약성이 약간 차고 맛은 쓰고 매우며 폐의 열을
식히고 기침을 그치게 한다.

50) 주사(朱砂) - 약성은 차갑고 맛은 달며 정신을 진정시키고 경
풍을 낮게 하며 열을 내리고 독을 푼다. 정신 불안, 심계항
진, 소아경간, 심한 안구충혈, 매독성 피부병, 불면증, 정신병
등에 쓰고, 외용으로는 옴, 옹저 등 창가에 사용한다.

51) 죽여(竹茹) - 참대 속껍질로 음식을 소화시키고 식욕이 당기
게 한다.

52) 죽력(竹歷) - 맛이 달아 자한(自汗)을 멈추며 열을 내리고 갈
증을 없앤다.

53) 지골피(地骨皮) - 약성이 차갑고 맛은 쓰며 간과 신장의 허열
을 배설하고 음이 허약한 데서 오는 도한(盜汗: 저녁에 잠잘

때 나는 땀)을 없앤다.

54) 지모(知母) - 약성이 차고 맛은 쓰며 열을 내리고 대변을 통하
게 한다. 위장과 폐의 열을 제거하고 신장의 음을 보충하고
염증을 가라앉히고 담을 제거하며 이뇨 살균 작용이 있다.

55) 진자(榛子) - 榛子(개암)는 맛이 달아 장(腸)을 편안하게 하며
위기를 열어 식욕을 돋아 준다.

56) 차전자(車前子) - 약성이 차갑고 달고 짜며 간경의 풍열을 내
리고 기침을 멈추게 하며, 정을 보하고 눈을 밝게 한다.

57) 천화분(天花粉) - 약성은 차갑고 맛은 쓰며 흉격 위의 열담을
맑게 하고 소장을 통하게 하고 종기독을 삭이며 고름을 배출
하고 새살이 돋아나며 살균 소염 작용이 있다.

58) 첨과(甛瓜, 참외) - 맛이 달고 약성이 차니 갈증을 멈추고 답
답한 것을 없애고 소변이 잘 나오게 한다.

59) 치자(梔子) - 약성이 차니 울체된 것을 풀어 주고 가슴이 답
답한 것을 없애며, 토혈, 뉵혈(衄血), 위통을 낫게 하고 소변
이 잘 나오게 한다.

60) 택사(澤瀉) - 약성이 차갑고 맛은 달고 짜다. 하초 습열을 없

애고 소변을 잘 나가게 하고 혈액 중의 노폐물을 바깥으로
배설시킨다.

61) 하돈(河豚) – 맛이 달고 약성이 따뜻하니 각기(脚氣)와 치질
을 낫게 한다. 肝과 알이 특히 좋다. 복어의 肝과 알에는 독
이 많기 때문에 간과 알 등 뼛속의 검은 피를 깨끗하게 씻
어 버려야 한다.

62) 해삼(海蔘) – 진액을 맑게 하고 녹여 주며 비와 신을 보하는
데 부인에게 좋다. 빈뇨, 변비, 빈혈 등을 치료한다.

63) 현삼(玄蔘) – 약성이 약간 차갑고 맛은 쓰고 짜다. 열을 내리
고 대변을 잘 나가게 만든다.

64) 형개(荊芥) – 약성이 약간 따뜻하고 맛은 매우며, 땀샘의 분
비를 왕성하게 하고, 피부 모세혈관의 혈액순환을 촉진시키
면서 열을 내리게 한다. 상한의 두통을 치료하고, 종기와 종
기로 인한 가려움증을 없애고 인후를 이롭게 한다.

65) 황련(黃連) – 약성이 차갑고 맛은 쓰며, 습열로 배가 더부룩
하고 설사나 이질의 통증을 그치게 한다. 위와 장의 운동을
증가시키고, 소화와 흡수력을 촉진하며 소화관 계통의 염증
을 가라앉히는 효능이 있다.

66) 황백(黃栢) - 맛이 쓰고 약성이 차니 화(火)를 내리고 음(陰)을 자양하며 골증열과 습열을 없앤다.

67) 흑상심(黑桑椹) - 뽕나무의 검은 열매로 오디는 흑색(黑色)인 것과 백색(白色)이 있다. 생진, 지갈 이수, 소종 등의 작용을 한다. 비위가 허한하여 설사하면 먹어서는 안 된다.

12.3. 태음인 약물

- **태음인의 온약(溫藥)**

건율, 사향, 고본, 석창포, 녹용, 연자육, 동화, 오미자, 마황, 오약, 백과, 용뇌, 백자인, 원육, 백지, 조각, 사군자, 행인

- **태음인의 평성약(平性藥)**

갈근, 부평초, 감국, 산약, 금박, 승마, 길경, 포황, 대두황권

- **태음인의 양약(凉藥)**

과체, 소백피, 나복자, 영양각, 대황, 우황, 맥문동, 웅담, 백렴, 의이인, 상기생, 제조, 상백피, 천문동, 서각, 황금

- **태음인의 약물**
  - ○ 해표약: 갈근, 감국, 고본, 마황, 백지, 승마, 창아지, 부평초
  - ○ 청열약: 대두황권, 백미, 사간, 서각, 웅담, 자근, 토복령, 포공

영, 황금, 백렴

○ 화담지해평천약: 곤포, 관동화, 제니, 마두령, 조협, 천축황, 천몽석, 해조, 패모, 행인, 자원

○ 이수삼습약: 동과, 의이인, 석위

○ 고삽약: 나도근, 백과, 연육, 오매, 오미자, 소맥, 저근백피

○ 구충약: 남과, 비자, 사군자

○ 사하약: 마자인, 대황, 속수자

○ 보허약: 맥문동, 사삼, 사상자, 산약, 선모, 속단, 용안육, 천문동

○ 활혈거어약: 급성자, 울금, 천산갑, 택란

○ 지혈약: 백급, 포황, 종려, 운모

○ 안신약: 백자인, 산조인, 용골, 원지, 주사

○ 거풍습약: 위령선, 호골, 송화

○ 개규약: 사향, 석창포, 우황, 용뇌

○ 평간식풍약: 구인

○ 소도약: 나복자, 해송자

○ 기타: 백반, 송지, 화피, 여지핵, 금박, 송엽, 사당, 제조, 경묵, 궐채, 산장, 석유, 송이, 우육, 이실, 잉어, 황률

1) 갈근(葛根) - 기가 가벼워 위로 뜨는 약성이 있기 때문에 위장의 양기를 상승시키고 진액을 생기게 하고 기육의 열을 내리고 설사를 다스린다.

2) 고본(藁本) - 두통을 낫게 한다.

3) 과체(瓜蒂) – 맛이 쓰고 약성이 차니 가래를 잘 토하게 하고
몸의 부종을 사라지게 하며, 황달을 치료한다.

4) 관동화(款冬花) – 맛이 달고 약성이 따뜻하여 폐암(肺庵)과 천
해(喘欬)를 치료하고 번갈을 없애고 폐를 윤택하게 하면서 기
침을 그치게 한다.

5) 국화(菊花) – 맛이 달고 머리가 어지러운 것, 눈이 붉은 것을
치료한다.

6) 금계납(金啓蠟) – 학질에 쓰며, 고열을 내린다.

7) 금박(金箔) – 맛이 달고 혈맥을 조절한다.

8) 길경(桔梗) – 고름을 배출하고 양기가 상초 폐로 순조롭게 올
라가도록 하여 한사를 쫓아버리는 데 힘쓴다.

9) 녹각교(鹿角膠)와 노각(鹿角) – 맛은 짜고 약성은 따뜻하고 독
이 없으며 혈액순환을 촉진시키고 어혈(瘀血)을 없애 주며 신
장 기능과 간 기능을 도와준다. 칼슘을 다량 함유하고 있어
뼈를 튼튼하게 해 준다. 녹용(鹿茸)의 대용으로 많이 쓰이고
있으나, 효력은 녹용에 비해 약하다.

10) 녹각(鹿茸) – 약성은 따뜻하고 맛은 짜며 허약자와 신경쇠약

자를 치료하고 신장을 보하며 골수를 충족시키고, 혈액순환
을 촉진시킨다. 소염 작용과 발산성이 있다.

11) 누각(蔞角) – 맛이 시고 약성이 차니 독을 풀고 사기를 몰아
내며 열을 내리고 출혈을 멈추며 종기를 삭이고 뱀의 독을
풀어 준다.

12) 능금(陵苓) – 나무는 사과나무와 비슷하고 열매는 사과와 같
다. 내금(來禽), 임금(林檎)이라고도 하며 맛은 시고 달며 약
성은 따뜻하다. 생진, 소갈 등을 치료한다.

13) 대두(大豆) – 근련(筋攣)을 치료하고 수종을 없애며 창만(脹
滿)과 슬통(膝痛)을 치료한다.

14) 대황(大黃) – 맛이 쓰고 약성이 차니 어혈을 없애고 가슴을 상
쾌하게 하며 장을 통하게 하고 폐의 이변(痢便)을 통하게 한다.

15) 제조(蠐螬, 굼벵이) – 맛이 짜고 약성이 따뜻하며 뽕나무에
사는 것을 잡아 말리는 데 어혈과 경폐 옆구리가 단단한 것
을 치료한다.

16) 라복근(萊菔根) – 맛이 달아 기(氣)를 내리는 작용이 강하고
음식을 소화시키며 담수(痰嗽)를 치료한다.

17) 라복자(蘿蔔子) - 맛이 매운지라 천해를 치료하고 비위에 습
    담을 없애 소화기능을 돕는다.

18) 라박(蘿蔔, 원래는 래복(萊菔), 라도(蘿蔔)라고도 함.) - 맛이 달
    고 약성이 따뜻하니 음식을 소화시키고 갈증을 멈추게 한다.

19) 리담(鯉膽) - 잉어의 쓸개는 눈병에 쓴다.

20) 마황(麻黃) - 폐의 풍한을 강력하게 발산시킨다.

21) 맥문동(麥門冬) - 약성은 차갑고 폐를 보하는 힘이 있다. 폐
    속에 잠복한 화를 제거하고 진액을 생하게 하며 폐를 윤택
    하게 한다.

22) 백과(白果) - 백과(은행 알): 약성은 평이하고 맛은 달고 쓰며
    폐의 담을 삭이고 기침을 멈추게 하며 숨찬 증세를 낫게 한
    다. 폐가 허약해서 생기는 기침, 천식을 치료한다.

23) 백검(白斂) - 약성이 약간 차니 옹저, 정창을 낫게 하고 여자
    의 음종을 치료한다.

24) 백자(栢子) - 맛이 달아 심을 보하고 기를 더해 주며 땀을 수
    렴하고 허한 것을 보한다.

25) 백지(白芷) - 맛이 맵고 약성이 따뜻하니 소양증을 치료하며
고름을 배출시킨다.

26) 부평(浮萍) - 약성이 맵고 시니 모든 풍증을 치료하고 소양증,
오창, 옹저를 낫게 하며 소변을 잘 나가게 하고 감모에 땀을
잘 나게 한다.

27) 사군자(使君子) - 맛이 달고 약성이 따뜻하니 설사, 이질 등
을 치료한다.

28) 사당(砂糖) - 폐를 고섭하고 폐를 바로 세운다.

29) 사향(麝香) - 맛이 매운지라 관규(關竅)를 잘 통하게 하며 놀
란 것을 안정시키고 독(毒)을 푸는 데 효험이 있다.

30) 산조인(酸棗仁) - 맛이 시니 땀을 수렴하고 번조증을 없애고
·잠이 많을 때는 생것을 쓰고 불안증일 때는 볶아서 쓴다. 신
을 편안하게 한다.

31) 상백피(桑白皮) - 맛이 달고 매운지라 기침을 멎게 하고 천증
(喘證)을 안정시키며, 기침을 그치게 하고 담을 제거한다.

32) 서여(薯蕷) - 맛이 달고 약성이 따뜻하니 비를 다스리고 설사
를 멈추며 신을 돕는다.

33) 숙계란(熟鷄卵) – 삶은 계란, 계란은 기, 보혈, 청인, 제열, 심통 등에 계란을 삶아 먹으면 좋다.

34) 승마(升麻) – 약성이 차니 위열을 씻고, 치통(齒痛)을 없애고 해열과 해독의 중요한 약이다.

35) 연자육(蓮肉) – 맛이 달아 비를 튼튼하게 하고 위기를 다스리며 설사를 멈추고 정액이 쉽게 나가지 않게 한다. 연육은 폐의 위기를 열어 주고 음식을 소화시키고 식욕을 생기게 한다.

36) 영양각(羚羊角) – 약성이 차니 눈을 밝게 하고 간열을 씻어 내며 독을 풀어 준다.

37) 오매(烏梅) – 오매(덜 익은 매실을 훈증하여 말린 것)의 약성은 따뜻하고 맛은 시다. 오매는 수렴성이 있어서 오래된 설사와 기혈이 역행하여 가슴이 답답한 증세와 회충으로 인한 복통을 그치게 한다. 회충을 없애고 구토와 갈증, 기침을 멈추게 하고, 담을 삭이고 설사를 멎게 한다.

38) 오미자(五味子) – 맛이 시고 약성이 따듯하니 음정을 생기게 하고 갈증을 멈추며 오랜 기침을 치료하고 폐를 튼튼하게 하고 폐기를 돌우어 준다.

39) 용골(龍骨) – 약성이 약간 차고 맛은 약간 달고 짜며 혈관 벽

의 삼투와 혈구 및 혈청이 혈관 바깥으로 삼출되는 것을 감
소시키고 골격과 근육의 흥분을 억제한다.

40) 용뇌(龍腦) – 맛이 매운지라 목통과 후비에 좋고 망어증을 치
료한다.

41) 용안육(龍眼肉) – 맛이 달아 비경에 귀속되고 건망증을 치료
하고 총명하게 한다.

42) 우육(牛肉) – 비위가 허약한 것을 보(補)하고 우유(牛乳)는 몸
이 허약하고 여윈 것을 보양한다.

43) 우황(牛黃) – 맛이 쓰니 폐를 견실하게 한다.

44) 울금(鬱金) – 폐의 더러운 기를 씻어 낸다.

45) 웅담(熊膽) – 맛이 쓰다. 황달을 낫게 하고 충치(蟲痔)를 치료
하며, 폐를 좋게 한다.

46) 원지(遠志) – 기가 따뜻하니 신장과 심장을 좋게 하고 기억력
을 좋게 한다.

47) 건율(율자: 栗子) – 밤은 맛이 시고 약성이 따뜻하니 장(腸)을
튼튼하게 하고, 신장을 보(補)한다. 잿불에 묻어 약간 구워서

쓰면 더욱 좋다.

48) 건률(乾栗) - 밤을 겉껍질만을 벗기고 완전히 말린 것. 신장을 보하고 위장관의 기능을 좋게 한다.

48) 의이인(薏苡仁) - 비장을 건전하게 하고 위장을 강화시킨다. 폐열을 식히고 폐를 보하는 힘이 있으며, 간 기능을 좋게 한다.

49) 이(배: 梨) - 맛이 달고 시니 술독을 풀고 갈증을 없애며 기침을 멈추고 담을 삭이고 번열증(煩熱症)에 사용한다.

50) 저근백피(樗根白皮) - 약성은 서늘하고 맛은 쓰다. 수렴제로 설사를 그치게 하고 대장출혈, 치질, 이질, 산후출혈, 대하 등에 효과가 있다.

51) 전라(田螺: 우렁이) - 약성이 냉하여 대소변을 잘 나오게 하고 수종(水腫)을 없애며 열(熱)을 내리고 술을 해독한다.

52) 조각자(皂角) - 맛이 맵고 짜니 풍비(風痺), 두통(頭痛)을 완화시키며, 담을 없애고 기침을 멈추며 창만(脹滿)을 없앤다.

53) 주통(酒通) - 술은 혈맥을 잘 통하게 하고 근심을 사라지게 하며 속에 깊숙이 쌓인 것을 풀어 없애는데 적게 마시면 몸을 건장하게 하고 지나치게 마시면 명(命)을 줄인다.

54) 차전옆(車前葉) - 소변을 잘 보게 하고 열을 내리며 정을 늘
려 주고 눈을 밝게 하며 기침을 멈춘다. 전립선 염증, 혈뇨
증상 등에 좋다.

55) 창포(菖蒲) - 약성이 따뜻하여 풍을 제거하며 목청이 고와지
게 한다.

56) 천문동(天門冬) - 맛이 달고 약성이 차니 담을 삭이고 기침을
멎게 하며 열을 내린다.

57) 측백엽(側栢葉) - 맛이 쓰니 수염과 눈썹이 나오게 하며 토
혈, 이질, 습증을 치료한다. 측백엽(측백나무의 가지와 잎을
말린 것)의 약성은 약간 차고 맛은 쓰고 떫으며 위액의 분비
를 촉진시키고 핏속의 열을 없애며 혈관을 수축하여 혈구의
응고를 촉진시킨다.

58) 포황(蒲黃) - 포황(부들꽃가루): 약성은 평이하고 맛은 달다.
혈액순환을 촉진시키며 소변을 잘 나가게 한다. 지혈 작용,
통경 작용이 있다.

59) 행인(杏仁) - 맛이 쓰고 약성이 따뜻하니 폐의 풍한을 없앤다.

60) 황금(黃芩) - 맛이 쓰고 약성이 차니 대장을 좋게 하고 폐의
원기를 수렴한다.

12.4. 태양인 약물

- **태양인의 온약**(溫藥)

목과, 송절, 붕어, 오가피, 송엽, 저두강

- **태양인의 양약**(凉藥)

교맥, 채과, 노근, 포도근, 도육, 합루, 미후도

1) 교맥(蕎麥) – 맛이 달고 약성이 차니 장을 튼튼하게 하고 기력
   을 돕고 장위(腸胃)를 튼튼하게 하고 기력을 증가시킨다.

2) 노근(갈대나무 뿌리, 盧根) – 맛이 달고 약성이 차니 위열을
   없애고 헛구역질을 없앤다.

3) 모근(茅根) – 맛이 달아 소변이 잘 나오게 하고 어혈(瘀血), 토
   혈(吐血), 뉵혈(衄血)을 멈추게 한다.

4) 모과(木瓜) – 맛이 시니 습종(濕腫)과 각기(脚氣), 다리와 무릎
   에 힘이 없는 것을 좋게 한다.

5) 미후(獼猴) – 미후도(獼猴挑: 다래)는 약성이 차니 갈증을 멈추고
   답답한 것을 풀어 주며 즙을 내서 마신다. 다래덩굴의 즙은 몹
   시 미끄러워서 위장이 막혀 소화가 잘 안 되는 것을 치료한다.

6) 방합(蚌蛤: 조개) – 약성이 서늘하고 독(毒)이 없어 눈을 밝게
   하고 습(濕)을 제거하며 소갈을 멈추고 대하를 치료한다.

7) 즉어(鯽魚) – 맛이 달아 중초를 조화롭게 하고 식욕을 좋게 하
   고 설사 이질에 좋다.

8) 송화(松花, 솔 꽃가루) – 맛은 달고 약성은 따뜻하여 습진 등
   을 치료한다.

9) 시자(柿子: 감) – 갈증을 멈추며 담을 삭이고 장을 고삽하여
   이질을 낮게 한다.

10) 앵도(櫻挑) – 맛이 달고 약성이 열(熱)하여 비장을 좋게 하고
    얼굴색이 좋아진다.

11) 오가피(五加皮) – 약성이 차니 통증을 없애고 힘줄을 튼튼하
    게 하며, 정(精)을 이롭게 한다.

12) 저두강(杵頭糠) – 절구공이(Oraza sativa)에 묻은 겨로서 음식
    이 목에 메어 내려가지 않는 것과 목구멍이 막힌 것을 치료
    한다. 보드라운 겨 1냥을 흰죽 웃물에 타서 먹는다.

13) 청송절(靑松節) – 푸른 소나무마디로 맛은 쓰고 약성은 따뜻
    하다. 혈액의 열을 내리고 풍습(風濕)을 치료하고 다리가 연

약한 것을 치료한다.

14) 청주(淸酒) - 땀이 잘 나게 한다.

15) 초용담(草龍膽) - 맛이 쓰고 약성이 차니 눈병과 월경(肝經)
의 번열(煩熱)을 없앤다.

16) 포도(葡萄) - 맛이 달고 약성이 평(平)하여 임질(淋疾)을 치료
하며 기력(氣力)을 생기게 하고 뿌리는 구역질을 멈추게 하
고 포도근은 구역과 딸꾹질을 멈추게 한다. 진하게 달여서
조금씩 마시는 것이 가장 좋다.

17) 행육(杏肉) - 행인(杏仁)은 폐약(肺藥)이다.

13 인체의 경혈경락

경락(經絡)의 경(經)에는 통로의 의미를 가지고 있고 경맥(經脈)을 인체(人體)의 상하(上下), 내외(內外)로 순환하는 경락의 기본체이다. 낙(絡)은 경맥과 경맥 사이의 통로이며, 경맥은 전신에 분포되어 있다. 경락은 장부(臟腑), 사지(四肢), 체표(體表), 조직(組織), 기관(器官)들이 유기적으로 연결되어 있다. 경락은 기혈(氣血)을 운행(運行)시키고 음양(陰陽)의 균형(均衡)과 평형(平衡)을 유지시키고 인체의 각 기관을 원활하게 유지시킨다.

경맥에는 체내에 위치하고 있는 십이경맥(十二經脈)과 기경팔맥(奇經八脈), 십이경별(十二經別)과 체표(體表)에 위치한 십이경근(十二經筋), 십이피부(十二皮膚)가 있다. 낙맥(絡脈)은 십오락맥(十五絡脈), 부락(浮絡), 손락(孫絡), 혈락(血絡)으로 나누어진다. 십이경맥이 경락의 주체(主體)가 된다.

십이경맥에는 수삼음경(手三陰經), 수삼양경(手三陽經), 족삼음경(足三陰經), 족삼양경(足三陽經)이 있다. 십이경맥에서 음경(陰經)은 사지 내측과 가슴, 배에 분포하고, 양경(陽經)은 사지의 외측, 허리, 등(背)에 분포되어 있다. 인체 사지에서 양경(陽經)의 위치는 양명(陽明, 앞), 태양(太陽, 뒤), 소양(少陽, 중간)이다. 음경(陰經)은 태음(太陰, 앞), 소음(少陰, 뒤), 궐음(厥陰, 중간)에 위치하고 있는 것이다. 음경과 양경은 육부(六腑)와 연결되어 있고, 표리(表裏)와 연관되어 있는 경락(경락혁혈점)이 손끝과 발끝에 위치하고 있다.

수삼음(手三陰)의 경락흐름은 가슴에서 시작하여 손에서 끝나고, 수삼양(手三陽)은 손에서 시작하여 머리에서 끝난다. 족삼양(足三陽)은 머리에서 시작하여 발에서 끝나고, 족삼음(足三陰)은 발에서 시작하여 배에서 끝난다.

낙맥(絡脈)에서 부락(浮絡)은 체표로 흐르는 것이고, 떠서 표피로 낮게 흐르는 것은 부락이라 하고, 손락(孫絡)은 낙맥의 가늘고 작은 분지이다. 부락과 손락은 기혈의 운행과 영양분을 공급한다. 십이경근과 십이경맥의 순환의 경로는 같으며, 순환 경로는 사지 말단에서 시작하여 머리와 몸, 즉 인체의 상부로 운행하고 체표를 지난다.

십이경맥에는 ① 수태음폐경(手太陰肺經), ② 수양명대장경(手陽明大腸經), ③ 족양명위경(足陽明胃經), ④ 족태음비경(足太陰脾經), ⑤ 수소음심경(手少陰心經), ⑥ 수태양소장경(手太陽小腸經), ⑦ 족태양방광경(足太陽膀胱經), ⑧ 족소음신경(足小陰腎經), ⑨ 수궐음심포경(手厥陰心包經), ⑩ 수소양삼초경(手小陽三焦經), ⑪ 족소양담경(足小陽膽經), ⑫ 족궐음간경(足厥陰肝經)이 있다.

13.1. 수태음폐경[手太陰肺經]

수태음폐경은 중초(中焦)의 중완(中腕)에서 시작하여 음양의 표리관계인 대장에 연결된 후 폐를 거친 후 상행하여 기관, 후두, 폐계(肺系)를 운행하고 목의 후두부에서 양옆으로 나와 겨드랑이와 팔의 안쪽으로 순행하여 엄지손가락에서 손바닥과 손등의 경계부에서 끝난다.

수태음폐경에는 중부 운문, 천부, 협백, 척택, 공최, 열결(낙혈), 경거, 태연, 어제, 소상이 있다.

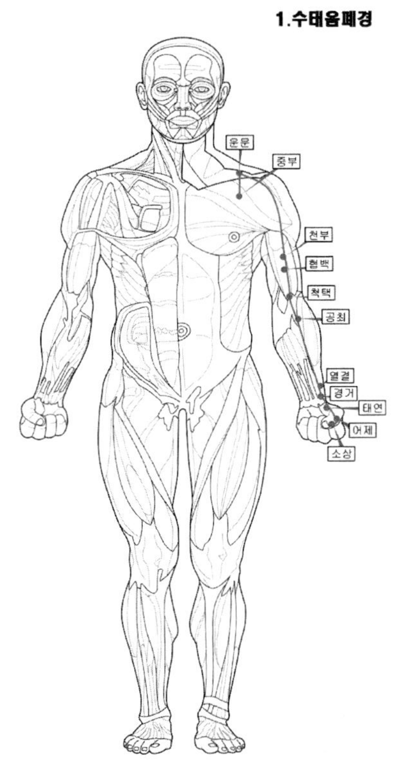

(1) 중부

부위: 운문혈하 1촌.
주치: 기침, 천식 등 호흡기관의 혈점이다.

(2) 운문

부위: 쇄골과 오구돌기간의 골간함처
주치: 기관지질환, 흉만, 천식, 기침의 혈점이다.

(3) 천부

부위: 액하 3촌, 상완이두근의 외연
주치: 비출혈(뉵혈), 천식의 혈점이다.

(4) 협백

부위: 천부하 1촌, 주상 5촌
주치: 기침, 천식, 심통, 단기, 번만의 혈점이다.

(5) 척택

부위: 주와횡문상, 상완이두근건의 외측.
주치: 편도선, 천식, 인후 종통의 혈점이다.

(6) 공최

부위: 거완상 7촌, 척택혈하 3촌
주치: 기침, 천식의 혈점이다.

(7) 열결

부위: 이양수 교차, 식지진처, 양근골함중
주치: 인후질환, 호흡기질환, 심장질환의 혈점이다.

(8) 경거

부위: 촌구(관부)함중
주치: 발열, 천식, 흉통의 혈점이다.

(9) 태연

부위: 장후함중(촌구맥 중 촌부)
주치: 기관지염, 감기, 토혈, 객혈, 변비, 설사의 혈점이다.

(10) 어제

부위: 수대지본절후 내측 산맥
주치: 인두염, 기관지염, 객혈, 발열, 천식의 혈점이다.

(11) 소상

부위: 수무지단 내측 거조갑 1분 처
주치: 편도선염, 경련, 기침, 발열의 혈점이다.

13.2. 수양명대장경[手陽明大腸經]

검지의 손톱 끝에서 시작하여 엄지손가락과 검지 사이를 지나 팔의 바깥쪽으로 어깨관절의 전상방으로 진행하여 결분부(쇄골상와)에 이르러 체강(체벽과 내장 사이) 속으로 들어가 폐장에 연결되고, 횡격막 아래로 내려가 대장에 속한다. 결분부의 지맥은 목 부위로 올라가 아래 잇몸으로 들어가 인중에서 교차하여 좌측 경맥은 우측으로, 우측 경맥은 좌측으로 진행하여 족양명위경의 영향혈(迎香血)과 교차한다.

수양명대장경은 상양, 이간, 삼간, 합곡, 양계, 편력, 온류, 하렴, 상렴, 수삼리, 곡지(합혈), 주료, 수오리, 비노, 견우, 거골, 천정, 부돌, 구화료, 영향이다.

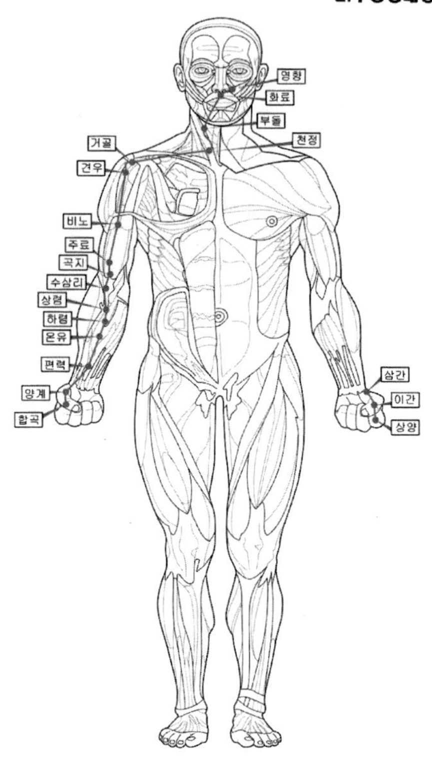

(1) 상양

부위: 수지 내측(요측)

주치: 이명, 치통, 두통, 편도선, 인후종통, 소화불량의 혈점이다.

(2) 이간

부위: 수차지본절전 내측(요측)함중

주치: 코피, 견배통, 치통, 소화불량, 요통, 중풍의 혈점이다.

(3) 삼간

부위: 수차지본절후 내측(요측)함중

주치: 치통, 편도선, 발열의 혈점이다.

(4) 합곡

부위 : 수대지 차지 기골간함중

주치 : 감기, 기침, 두통, 창통, 중풍, 언어장애, 설사, 열병의 혈점이다.

(5) 양계

부위 : 좌완중상칙측, 양근간함중

주치 : 두통, 목적통, 이롱, 치통, 중풍, 반신불수, 수족마비의 혈점이다.

(6) 편력

부위 : 완후 3촌, 양수교차 하여 중지가 닿는 부위

주치 : 치통, 편도선염, 안면신경마비, 이명, 눈병, 코피의 혈점이다.

(7) 온류

부위 : 완후 5촌

주치 : 두통, 치통, 인후종통의 혈점이다.

(8) 하렴

부위 : 상렴하 1촌, 온류와 곡지를 5촌으로 하고 1/5 부위

주치 : 설사, 복통, 두통, 부종의 혈점이다.

(9) 상렴

부위 : 수삼리하 1촌, 온류~곡지에서 2/5 부위

주치 : 반신부수, 두통 손발 저림의 혈점이다.

(10) 수삼리

부위 : 곡지하 2촌, 온류~곡지에서 3/5 부위

주치 : 곽란, 중풍, 마비, 치통, 고혈압, 복통, 소화불량의 혈점이다.

(11) 곡지

부위 : 주외보골과 주골의 중간, 굴주횡문두함중

주치 : 중풍, 마비, 발열, 변비, 간질환, 심장질환, 고혈압, 구토의 혈점이다.

(12) 주료

부위: 주대골외렴함중
주치: 경련, 마비, 팔 부위 통증의 혈점이다.

(13) 수오리

부위: 주상 3촌
주치: 폐렴, 객혈, 복막염의 혈점이다.

(14) 비노

부위: 주상 7촌
주치: 안질환, 두통, 발열, 오한, 목통, 오십견의 혈점이다.

(15) 견우

부위: 곡지혈상 3촌
주치: 중풍, 반신불수, 장통, 견비통, 고혈압의 혈점이다.

(16) 거골

부위: 견우상 2촌의 거리
주치: 중풍, 치통, 나력, 간질환, 신장질환, 대장의 혈점이다.

(17) 천정

부위: 경결분상 직부돌후하 1촌
주치: 인후종통, 나력, 항강, 편도선염의 혈점이다.

(18) 부돌

부위: 인영후 1촌 5분
주치: 인후종통, 기침, 천식, 나력의 혈점이다.

(19) 화료

부위: 비공직하 협수구방 5분
주치: 코피, 의식불명, 안면신경마비의 혈점이다.

(20) 영향

부위: 화료상 1촌, 비공방 5분
주치: 코피, 안면신경마비, 치통, 결막염, 코질환의 혈점이다.

13.3. 족양명위경[足陽明胃經]

코의 양옆 영향혈에서 시작하여 상행하여 안구 하연으로 내려와 입술을 돌아 하악각으로 향한 후, 귀 앞을 지나 발제(머리카락선)를 따라 앞이마에 연결된다. 하악각에서 나온 분지는 아래로 내려가 결분부에 이르고 하향해서 횡격막을 지나 위에 영향을 주고 비장에 연결되며 다른 결분부(쇄골상와)의 지맥은 가슴, 유두를 지나 하행해서 배꼽을 끼고 하복부의 기충혈로 향한다. 위(胃)로 향했던 지맥은 복부 심층을 따라 가슴에서 내려온 지맥과 기충혈에서 만나서 다리로 내려와 무릎 외측을 지나 다리의 전방 외측으로 하행하여 발등을 지나 둘째 발가락에서 끝난다.

족양명위경은 승읍, 사백, 거료, 지창, 대영, 협거, 하관, 두유, 인영, 수돌, 기사, 결분, 기호, 고방, 옥예, 응창, 유중, 유근, 불응, 승만, 양문, 관문, 태을, 활육문, 천추, 외릉, 대거, 수도, 귀래, 기충, 비관, 복토, 음시, 양구, 독비, 족삼리(합혈), 상거허(수양명대장경의 하합혈), 조구, 하거허(수태양수장경의 하합혈), 풍륭, 해계, 충양, 함곡, 내정, 여태가 있다.

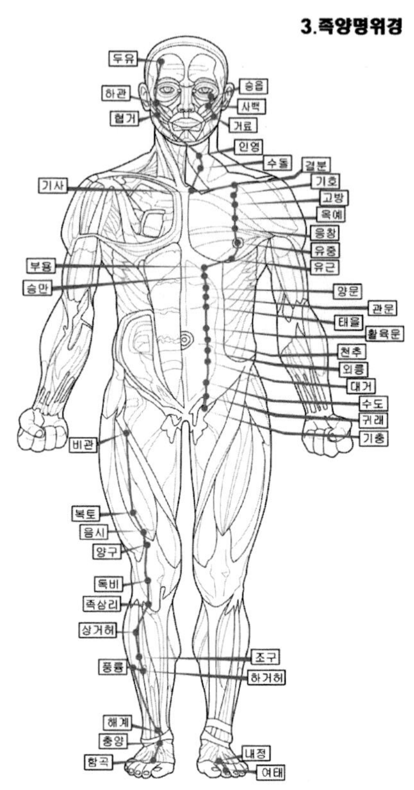

(1) 승읍

부위: 동자직하 7분

주치: 목적종통, 구안괘사, 눈 질환의 혈점이다.

(2) 사백

부위: 목하 1촌 직동자

주치: 안질환, 두통, 각막염, 삼차신경통, 안면신경마비, 두통, 현운의 혈점이다.

(3) 거료

부위: 비공방 8분

주치: 상치통, 비병, 안면신경마비, 수족마비, 코피, 치통의 혈점이다.

(4) 지창

부위: 구각외방 4분, 동공직하방
주치: 언어장애, 치통, 안면신경마비, 구내염의 혈점이다.

(5) 대영

부위: 하악우와 구각 간의 직선상의 중간점으로 골함중
주치: 입술경련, 치통, 협통, 안면경련의 혈점이다.

(6) 협거

부위: 하악우각의 전상방
주치: 치통, 중풍, 협통, 안면신경마비의 혈점이다.

(7) 하관

부위: 상관하 이전동맥하렴 합구유공 개구칙폐
주치: 치통, 이명, 청각장애, 이통의 혈점이다.

(8) 두유

부위: 액각입발제
주치: 두통, 편두통, 목통, 눈병의 혈점이다.

(9) 인영

부위: 경대동맥응수 협결후양방 1촌 5분, 후두결절의 방측 양방 1촌 5분
주치: 인후종통, 갑상선기능조절, 급만성후두염, 편도선염, 고혈압, 천식의 혈점이다.

(10) 수돌

부위: 흉쇄유돌근의 전연
주치: 인후통, 기관지염, 천식, 편도선염의 혈점이다.

(11) 기사

부위: 인영 직하, 천돌 양방 1촌 5분 함중
주치: 해수, 천식, 기침의 혈점이다.

(12) 결분

부위: 쇄골상과 함중
주치: 양기침, 천식, 인후종통, 나력의 혈점이다.

(13) 기호

부위: 결분혈 직하 1촌
주치: 천식, 기침, 흉통의 혈점이다.

(14) 고방

부위: 유선상의 제1~2 늑골
주치: 기침, 천식의 혈점이다.

(15) 옥예

부위: 2~3 늑골 간
주치: 기침, 천식, 창통, 유방동통의 혈점이다.

(16) 응창

부위: 3~4 늑간
주치: 기침, 천식, 창통, 유방동통, 흉만의 혈점이다.

(17) 유중

부위: 제4 늑간 유두상
주치: 유방질환, 생리기능의 혈점이다.

(18) 유근

부위: 제5 늑간
주치: 기침, 천식, 구역질, 흉통의 혈점이다.

(19) 부용

부위: 계륵부의 제8 늑연골에 부착부
주치: 구토, 위통, 식욕부진, 복창의 혈점이다.

(20) 승만

부위: 상완혈 양방 2촌의 복직근중

주치: 위통, 토혈, 식욕부진, 복창의 혈점이다.

(21) 양문

부위: 중완혈 양방 2촌, 배꼽 위 4촌

주치: 위통, 구토, 식욕부진, 복창, 설사의 혈점이다.

(22) 관문

부위: 건리 양방 2촌

주치: 복통, 설사, 수종의 혈점이다.

(23) 태을

부위: 하완 양방 2촌

주치: 위통, 정신질환의 혈점이다.

(24) 활육문

부위: 배꼽 위 1촌, 양방 2촌

주치: 위통, 구토, 정신병, 대장질환, 신장염의 혈점이다.

(25) 천추

부위: 신궐 양방 2촌

주치: 설사, 변비, 만성위장염, 복통, 소화불량, 이질, 신장질환, 위염, 장염의 혈점
이다.

(26) 외릉

부위: 천추하 1촌

주치: 배뇨곤란, 장경련의 혈점이다.

(27) 대거

부위: 외릉하 1촌

주치: 소복창만, 월경곤란의 혈점이다.

(28) 수도

부위: 대거하 1촌, 관원 양방 2촌
주치: 방광염, 소변불리, 월경통, 불임증의 혈점이다.

(29) 귀래

부위: 수도하 1촌
주치: 복통, 탈장, 생리불순의 혈점이다.

(30) 기충

부위: 귀래하 1촌.
취혈: 월경불순, 장명복창의 혈점이다.

(31) 비관

부위: 봉공근와 대퇴근막장근의 중간의 대퇴직근 위
주치: 복통, 요통의 혈점이다.

(32) 복토

부위: 슬개골 외상각상 6촌. 대퇴직근과 외측 광근의 근간
주치: 좌골신경통, 하지마비, 요통의 혈점이다.

(33) 음시

부위: 슬개골 외상각상 3촌, 복토하함중
주치: 하복부냉통, 무릎통증, 복창, 요통의 혈점이다.

(34) 양구

부위: 슬개골 외상각상 2촌 양근 간
주치: 혈뇨, 위염, 중풍, 반신불수, 변비, 설사, 혈뇨의 혈점이다.

(35) 독비

부위: 슬하 경골두상 슬관절 외연함중
주치: 무릎통증, 관절염, 하지마비의 혈점이다.

(36) 족삼리

부위: 독비하 3촌 전경골근 근육분간
주치: 위통, 복통, 변비, 설사, 복창, 이질, 소화기질환, 신경통, 무릎통증의 혈점이다.

(37) 상거허

부위: 족삼리하 3촌, 조구상 2촌
주치: 위장질환, 장염, 위염, 복통, 설사, 변비의 혈점이다.

(38) 조구

부위: 하거허상 1촌
주치: 하지마비, 견비통의 혈점이다.

(39) 하거허

부위: 상거허하 3촌
주치: 요통, 설사, 이질, 하지마비, 소장질환, 장염의 혈점이다.

(40) 풍륭

부위: 족외과상 8촌
취혈: 두통, 천식, 정신질환, 변비, 구토, 수종, 기침, 소화기 질환, 각기의 혈점이다.

(41) 해계

부위: 충양 후 1촌 5분 완상함중
주치: 두통, 발목통증, 현훈, 복창, 변비, 하지마비의 혈점이다.

(42) 충양

부위: 족배최고처
주치: 안면부종, 정신질환, 위장질환, 이통의 혈점이다.

(43) 함곡

부위: 거내정상 2촌
주치: 소화불량, 위궤양, 복수, 목적종통, 두통, 변비, 결막염의 혈점이다.

(44) 내정

부위: 족차지삼지간함중
주치: 소화불량, 구안괘사, 치통, 코피, 설사, 위통, 복통, 이질, 변비, 두통, 편도선
염의 혈점이다.

(45) 여태

부위: 족차지단 외측 거조갑각 1분
주치: 정신질환, 코피, 치통, 복창, 소화불량, 두통, 빈혈의 혈점이다.

13.4. 족태음비경[足太陰脾經]

비경의 순행은 위에 연락되며 심과 설근에 영향을 준다. 체표에
서는 엄지발가락의 말단에서 시작하여 무지 내측을 따라서 상행하
여 하지 내측, 복부, 흉부를 거쳐서 흉부의 측면에 이른다. 본경은
모두 21혈로 되어 있다.

족태음비경은 은백, 대도, 태백, 공손(팔맥교회혈), 상구, 삼음교,
누곡, 지기, 음릉천, 혈해, 기문, 충문, 부사, 복결, 대횡, 복애, 식두,
천계, 흉향, 주영, 대포이다.

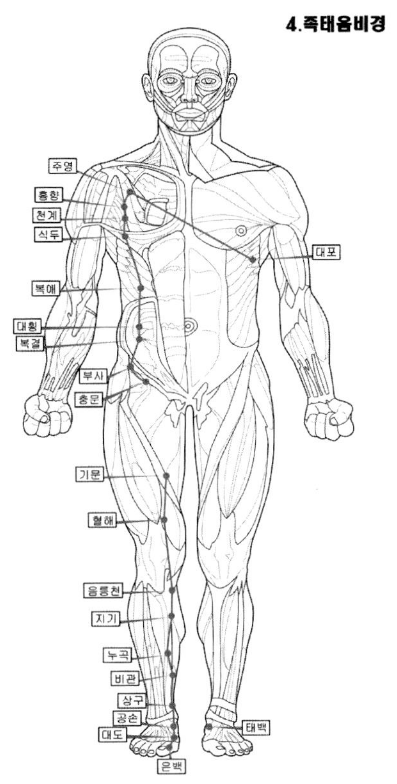

(1) 은백

부위: 대지 내측 발톱 1분 처
주치: 비, 위장질환, 다리마비, 설사, 복창의 혈점이다.

(2) 대도

부위: 족대지본절전내측함중 골봉적백육제
주치: 위경련, 복만, 위통, 구토, 설사의 혈점이다.

(3) 태백

부위: 족내측 핵골후측함중
주치: 복통, 위통, 복창, 고창, 토사의 혈점이다.

(4) 공손

부위: 족대지내측본절후 1촌

주치: 위통, 구토, 복통, 설사, 급만성 장염의 혈점이다.

(5) 상구

부위: 족내과하 전향 약 1촌

주치: 복창, 장명, 설사, 의식혼미, 당뇨, 황달, 피로의 혈점이다.

(6) 삼음교

부위: 족내과상 3촌 골하함중

주치: 복수, 복막염, 자궁질환, 대하, 불임, 조루, 비뇨생식기질환의 혈점이다.

(7) 누곡

부위: 족내과상 6촌, 삼음교상 3촌

주치: 복창, 하지마비, 수족통증, 월경불순, 생식기 질환의 혈점이다.

(8) 지기

부위: 슬하 5촌, 음릉천 직하 5촌

주치: 급만성 췌장 질환 - 복통, 설사, 월경불순의 혈점이다.

(9) 음릉천

부위: 경골내과 하연의 경골과 비복근 사이

주치: 슬관절염, 하복부질환, 자궁질환의 혈점이다.

(10) 혈해

부위: 슬개골내상각 상방 2촌

주치: 생리불순, 자궁출혈, 피부염, 소화기 질환의 혈점이다.

(11) 기문

부위: 슬개골 내측 상연 직상 8촌

주치: 요실금, 배뇨곤란, 요실금의 혈점이다.

(12) 충문

부위: 곡골 양방 4촌

주치: 복통, 대하, 관절통, 하지마비의 혈점이다.

(13) 부사

부위: 복결하 3촌, 중극하 3분의 양방 4촌

주치: 복통의 혈점이다.

(14) 복결

부위: 대횡하 1촌 3분, 음교하 3분에서 양방 4촌

주치: 복통, 설사의 혈점이다.

(15) 대횡

부위: 복애하 3촌, 신궐 양방 4촌

주치: 변비, 설사, 복통, 당뇨병, 요통, 위장질환, 간질환, 신장질환의 혈점이다.

(16) 복애

부위: 대횡상 3촌

주치: 소화불량, 복통, 변비, 이질, 복부질환의 혈점이다.

(17) 식두

부위: 천계하 1촌 6分 함중

주치: 흉협창통, 복창, 수종의 혈점이다.

(18) 천계

부위: 흉향하 1촌6분 함 중

주치: 흉협동통, 기침의 혈점이다.

(19) 흉향

부위: 주영하 1촌 6분 함중

주치: 흉협동통의 혈점이다.

(20) 주영

부위: 중부하 1촌 6분 함중
주치: 기침, 흉협창만의 혈점이다.

(21) 대포

부위: 연액하 3촌, 액하 6촌
주치: 천식, 기천, 흉협통, 사지무력, 사지통, 구내명, 호흡기질환의 혈점이다.

13.5. 수소음심경[手少陰心經]

심장에서 시작하여 횡격막을 지나서 소장과 연결되며 심계에서 상향하는 맥은 식도를 끼고 상행하여 눈으로 향한다. 다른 맥은 폐로 향한 다음 겨드랑이로 나와 팔의 안쪽 후면을 따라 하행하여 소지에서 끝난다. 소장경과 표리관계에 있다.

수소음심경에는 극천, 청령, 소해, 영도, 통리, 음극, 신문, 소부, 소충이 있다.

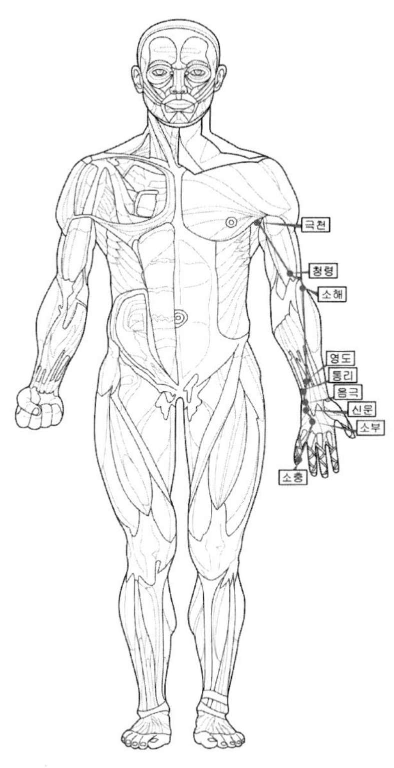

(1) 극천

부위: 액와의 중앙 액모중의 동맥박동부

주치: 신경통, 심통, 식욕부진, 소화불량, 설사, 눈병, 두통의 혈점이다.

(2) 청령

부위: 주관절상 3촌

주치: 두통, 협통의 혈점이다.

(3) 소해

부위: 주내렴절후함中 동맥응수

주치: 심통, 심약, 협심증, 두통, 이명, 소화불량, 경풍 심장질환, 비만증의 혈점이다.

(4) 영도

부위: 장후 1촌 5분
주치: 인후종통, 편도선염, 심통, 경련의 혈점이다.

(5) 통리

부위: 완후 1촌
주치: 신경쇠약, 신경성심계항진, 두통, 목현, 혀 마비, 언어곤란의 혈점이다.

(6) 음극

부위: 장후맥중 거완 5분
주치: 심장질환, 코피의 혈점이다.

(7) 신문

부위: 척골경상돌기단의 함중
주치: 심장질환, 건망증, 불면증, 흉협통, 눈의 피로의 혈점이다.

(8) 소부

부위: 소지절후골봉함중 직노궁
주치: 배뇨, 심장질환, 원기부족, 변비, 설사, 간염의 혈점이다.

(9) 소충

부위: 수소지단요측 거조갑각 1분 부위
주치: 심통, 정신질환, 중풍, 발열, 심계항진, 흉협통의 혈점이다.

13.6. 수태양소장경[手太陽小腸經]

새끼손가락 손톱 바깥쪽 소택에서 바깥쪽 말단부에서 시작하여 팔목 안쪽 뼈와 팔꿈치 사이의 함요부를 지나 어깨로 올라가 결분부(쇄골상와)로 진입 후 심장에 연결된다. 식도를 따라 횡격막을 지나서 위부에 도달하고 소장에 속한다. 결분부의 지맥은 목을 따라 위로 올라가서 안면부에 이르고 귀 부위(청궁혈)로 연결되며 안면부에서 코의 옆으로 간 지맥은 내안각(눈의 안쪽 경계)의 정명혈에 연결된다. 한쪽에 19개의 혈자리가 있으므로 양쪽을 합하면 모두 38개의 혈자리가 있다.

수태양소장경에는 소택, 전곡, 후계, 완골, 양곡, 양로, 지정, 소해, 견정, 노유, 천종, 병풍, 곡원, 견외유, 견중유, 천창, 천용, 관료, 청궁이 있다.

6.수태양소장경

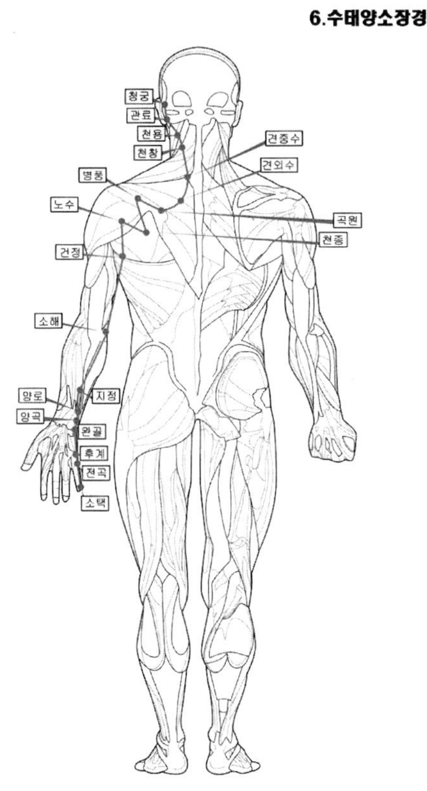

(1) 소택

부위: 수소지단척측 거조갑각1분함중

주치: 두통, 흉통, 중풍, 인후종통, 열병, 반신불수, 인후종통, 심장마비의 혈점이다.

(2) 전곡

부위: 수소지척측본절전 함중

주치: 열병, 목통, 이명, 인후종통의 혈점이다.

(3) 후계

부위: 수소지척측본절후 함중

주치: 정신질환, 학질, 이질, 코피, 이통, 인후종통, 흉통의 혈점이다.

(4) 완골

부위: 수외측(척측) 완관절전 기골하함중

주치: 두통, 구토, 이명, 황달, 요통, 학질의 혈점이다.

(5) 양곡

부위: 수외측(척측)완관절중 척골경상돌기 함중

주치: 두통, 전간, 경풍, 설강, 목현, 이명, 정신질환, 눈병, 요통의 혈점이다.

(6) 양로

부위: 척골두상의 구공으로 완후 1촌 함중

주치: 이명, 완관절통의 혈점이다.

(7) 지정

부위: 완후 5촌

주치: 어지러움, 정신질환, 두통, 목현, 열병의 혈점이다.

(8) 소해

부위: 상박골내과와 주첨의 사이로 척골신경구상이다.

주치: 치통, 하복통, 두통, 요통, 오십견, 정신질환의 혈점이다.

(9) 견정

부위 : 수비합액시에 액후횡문두 또는 상 1촌
주치 : 이명, 나력, 상지마비, 오십견의 혈점이다.

(10) 노유

부위 : 협견료후, 견정상 1촌
주치 : 견비통, 혈압강하, 나력, 흉통, 후두통, 오십견의 혈점이다.

(11) 천종

부위 : 병풍후 견갑극하함중, 견갑골 중앙의 함몰점
주치 : 흉통, 두통, 오십견의 혈점이다.

(12) 병풍

부위 : 견갑극 중앙상측
주치 : 견갑통의 혈점이다.

(13) 곡원

부위 : 견단의 노유혈에서 척추로 일직선상의 중간점
주치 : 견갑통의 혈점이다.

(14) 견외유

부위 : 견갑상렴 거척 3촌 함중
주치 : 목통증, 어깨통증, 이통의 혈점이다.

(15) 견중유

부위 : 견갑내렴상 거척(대추) 2촌
주치 : 기관지염, 천식, 해수의 혈점이다.

(16) 천창

부위 : 갑상연골의 양방 3.5촌
주치 : 중풍, 이명, 이통, 인후종통의 혈점이다.

(17) 천용

부위: 하악각인 이하 8分
주치: 이명, 이하선염, 인후종통, 류마티즘, 호흡곤란, 편두통의 혈점이다.

(18) 관료

부위: 관골하연의 오목한 부위
주치: 치통, 협통, 눈병, 시력장애, 편두통의 혈점이다.

(19) 청궁

부위: 이공직전의 이주 전방 함중
주치: 이병, 난청, 치통, 심통, 두통, 어지럼증의 혈점이다.

13.7. 족태양방광경[足太陽膀胱經]

눈의 안쪽 경계(목내자)에서 시작하여 이마로 올라가 두정으로 연결되며 두정부의 지맥은 측두부에 도달한다. 두정부에서 하행하는 맥은 목의 후면으로부터 척추 옆으로 내려와 허리에 이르러 척추 옆의 근육에서 내강에 들어가 신장과 연락되고 방광에 속한다. 요부의 지맥은 하행하여 둔부를 지나 슬와(오금)로 진입하며 목의 시맥은 어깨뼈의 안쪽을 지나 둔부로 내려와 나리 후면을 지나 허리의 지맥과 슬와에서 연결된다. 하행한 지맥은 비복근을 지나서 외과(외측 복사뼈)의 후면으로 나와 발의 소지로 끝난다.

순행로선은 체내에서는 방광에 속하며 신장에 연락되면 뇌와 상면된다. 체표에서는 내안각, 정명혈에서 기시하여 상액(上額), 두정부의 백회혈에 교회하여 아래로 내려와 경부, 배부 양측, 하지후면을 거쳐 족소지단에 이른다. 본경은 67혈로 되어 있다.

정명, 찬죽, 미충, 곡차, 오처, 승광, 통천, 낙각, 옥침, 천주, 대저,
풍문, 폐유, 궐음유, 심유, 독유, 격유, 간유, 담유, 비유, 위유, 삼초
유, 신유, 기해유, 대장유, 관원유, 소장유, 방광유, 중려유, 백환유,
상료, 차료, 중료, 하료, 회양, 승부, 은문, 부극, 위양, 위중, 부분,
백호, 고황, 신당, 의희, 격관, 혼문, 양강, 의사, 위창, 황문, 지실,
포황, 질변, 합양, 승근, 승산, 비양, 부양, 곤륜, 복삼, 신맥, 금문,
경골, 속골, 족통곡, 지음

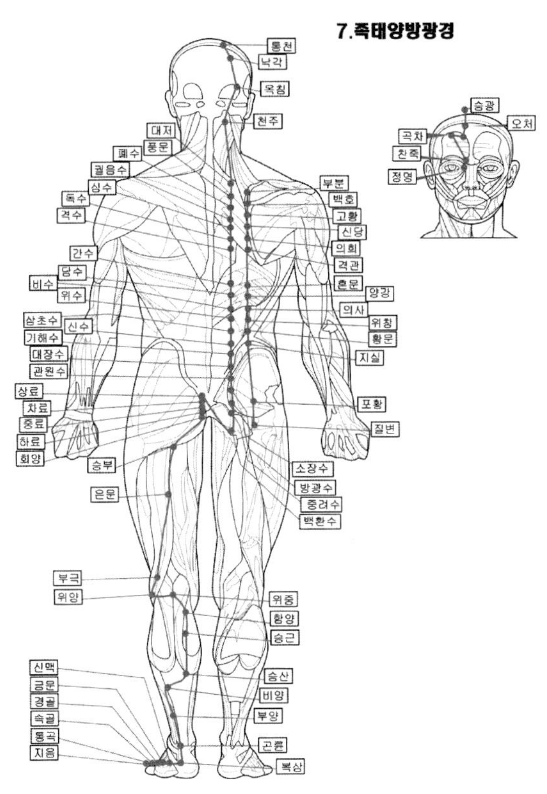

(1) 정명

부위: 목내자와 비근과의 중간 함중

주치: 결막염, 근시, 야맹증, 근시, 원시, 목적종통의 혈점이다.

(2) 찬죽

부위: 미두내단 함중

주치: 제구안괘사, 목적종통, 결막염, 시력감퇴, 두통의 혈점이다.

(3) 미충

부위: 신정혈 양방 각 7분 5리

주치: 전두부질환, 안질환, 비염, 현훈, 전간의 혈점이다.

(4) 곡차

부위: 재신정양방 1촌 5분 입발제

주치: 비뉵, 비색, 두통, 눈질환의 혈점이다.

(5) 오처

부위: 상성양방 1촌 5분

주치: 두통, 비염의 혈점이다.

(6) 승광

부위: 오처후 1촌 5분

주치: 두통, 코 막힘, 열병, 감기의 혈점이다.

(7) 통천

부위: 승광혈 후방 1.5촌

주치: 두통, 어지러움, 코 질환, 편두통의 혈점이다.

(8) 낙각

부위: 통천후 1촌 5분

주치: 두통, 이명, 우울증, 안면신경마비의 혈점이다.

(9) 옥침

부위: 락각후 3촌 통천혈하 4촌 5분

주치: 목통, 두풍

(10) 천주

부위: 아문혈 양벙 1.5촌

주치: 두통, 시력저하, 코 막힘, 열병의 혈점이다.

(11) 대저

부위: 상거각 1촌 5분 함중

주치: 감기, 해수, 반신불수, 소화불량의 혈점이다.

(12) 풍문

부위: 제2 추하양방 상거 각 1촌 5분

주치: 신경성 질환, 호흡기질환, 기침, 발열의 혈점이다.

(13) 폐수

부위: 제3 추하양방 각 1촌 5분

주치: 중풍, 흉통, 소화불량, 복통의 혈점이다.

(14) 궐음수

부위: 제4 추하양방 각 1촌 5분

주치: 심통, 협심증, 심장질환, 호흡질환의 혈점이다.

(15) 심수

부위: 제5 추하양방 각 1촌 5분

주치: 심장병, 심계항진, 협심증, 혈압상승의 혈점이다.

(16) 독수

부위: 제6 추하양방 상거 각 1촌 5분

주치: 흉만, 위통, 심통, 심내막염의 혈점이다.

(17) 격수

부위: 제7 추하양방 상거 각 1촌 5분
주치: 위통, 출혈성질환, 심장병, 위산과다, 두드러기의 혈점이다.

(18) 간수

부위: 제9 추하양방 상거 각 1촌 5분
주치: 황달, 시력 저하, 야맹증, 노이로제, 간 질환의 혈점이다.

(19) 담수

부위: 제10 추하양방 상거 각 1촌 5분
주치: 복부창만, 황달, 피로, 구토, 간염의 혈점이다.

(20) 비유

부위: 제11 추하양방 상거 각 1촌 5분
주치: 복부창만, 소하불량, 건망증, 피로, 빈혈의 혈점이다.

(21) 위수

부위: 제12 추하양방 상거 각 1촌 5분
주치: 구토, 설사, 복창, 위 질환의 혈점이다.

(22) 삼초수

부위: 제13 추하양방 상거 각 1촌 5분
주치: 부종, 요통, 설사, 구토, 이질의 혈점이다.

(23) 신수

부위: 제2 요추 극돌기 밑 1촌 5분
주치: 요통, 피로증후군, 생리불순, 신장질환의 혈점이다.

(24) 기해수

부위: 제15 추하양방 상거 각 1촌 5분
주치: 요통, 치질, 식욕감퇴, 배뇨장애, 월경불조의 혈점이다.

(25) 대장수

부위: 제16 추하양방 상거 각 1촌 5분
주치: 설사, 요통, 대장질환, 디스크의 혈점이다.

(26) 관원수

부위: 제17 추하양방 상거 각 1촌 5분
주치: 만성장염, 야뇨증, 당뇨병, 설사, 요통의 혈점이다.

(27) 소장수

부위: 제18 추하양방 상거 각 1촌 5분
주치: 설사, 혈뇨, 야뇨증, 복통, 이질의 혈점이다.

(28) 방광수

부위: 제19 추하양방 상거 각 1촌 5분
주치: 비뇨생식기질환, 좌골신경통, 유뇨, 방광염의 혈점이다.

(29) 중려수

부위: 제20 추하양방 상거 각 1촌 5분
주치: 직장염, 좌골신경통, 요통의 혈점이다.

(30) 백환수

부위: 제21 추하양방 상거 각 1촌 5분
주치: 월경불순의 혈점이다.

(31) 상료

부위: 제1~2 천골간 양방 1촌
주치: 배뇨곤란, 월경불순, 하지마비, 대하증의 혈점이다.

(32) 차료

부위: 제2 천골하 양방 9분 협척함중
주치: 좌골신경통, 월경불순, 생식기 질환, 하지마비의 혈점이다.

(33) 중료

부위: 제3 천골하 양방 8분 협척함중
주치: 변비, 설사, 생식기 질환, 치질의 혈점이다.

(34) 하료

부위: 제4 천골하 양방 7분 협척함중
주치: 좌골신경통, 치질, 요통, 방광염의 혈점이다.

(35) 회양

부위: 제5 천골하 양방 각 5분
주치: 항문주위질환(치질, 요통), 설사, 대하의 혈점이다.

(36) 승부

부위: 고골하 음고상문중
주치: 치질, 둔부, 신경통, 후두통의 혈점이다.

(37) 은문

부위: 승부하 6촌
주치: 요통, 좌골신경통, 신경통, 요통의 혈점이다.

(38) 부극

부위: 위양상 1촌
주치: 변비, 대퇴의 혈점이다.

(39) 위양

부위: 슬괵와(오금)횡문첨외렴 양근간
주치: 복창, 배뇨곤란의 혈점이다.

(40) 위중

부위: 슬괵와중앙 동맥촉지처
주치: 요통, 무릎관절통, 하지마비, 정신질환의 혈점이다.

(41) 부분

부위: 제2 추하양방 각 3촌

주치: 상박신경통, 견배통, 경마목의 혈점이다.

(42) 백호

부위: 제3 추하양방 각 3촌

주치: 호흡기질환, 폐로, 해수. 폐결핵의 혈점이다.

(43) 고황

부위: 제4 추하양방 상거 각 3촌 함중

주치: 기침, 천식, 폐결핵의 혈점이다.

(44) 신당

부위: 제5 추하양방 상거 각 3촌 함중

주치: 심장성 기천, 해수, 심 질환의 혈점이다.

(45) 의희

부위: 견박내렴 협 제6 추하양방 3촌

주치: 흉배통, 천식, 학직, 열병의 혈점이다.

(46) 격관

부위: 제7 추하양방 상거척 각 3촌

주치: 흉막염, 위하수의 혈점이다.

(47) 혼문

부위: 제9 추하양방 상거 각 3촌

주치: 흉협통, 구토, 설사의 혈점이다.

(48) 양강

부위: 제10 추하양방 상거 각 3촌

주치: 복통, 황달의 혈점이다.

(49) 의사

부위: 제11 추하양방 상거 각 3촌

주치: 복창, 구토, 설사의 혈점이다.

(50) 위창

부위: 제12 추하양방 상거 각 3촌

주치: 위통, 복창, 수종의 혈점이다.

(51) 황문

부위: 제13 추하양방 상거 각 3촌

주치: 심한 위염, 복통의 혈점이다.

(52) 지실

부위: 제14 추하양방 상거 각 3촌

주치: 요척통, 성욕감퇴의 혈점이다.

(53) 포황

부위: 제19 추하양방 상거 각 3촌

주치: 좌골신경통, 복통, 변비, 요척통의 혈점이다.

(54) 질변

부위: 제21 추하양방 상거 각 3촌 함중

주치: 치질, 좌골신경통, 하복부 생식기질환의 혈점이다.

(55) 합양

부위: 위중하 3촌 내지 2촌

주치: 하지마비, 요통, 좌골신경통의 혈점이다.

(56) 승근

부위: 위중혈 아래 5촌

주치: 근경련, 토사곽란, 하지경련의 혈점이다.

(57) 승산

부위: 위중혈 아래 8촌
주치: 비복근 경련, 전근, 요통, 좌골신경통, 근골통의 혈점이다.

(58) 비양

부위: 족외과상 6촌
주치: 두통, 안질, 관절염, 전신질환의 혈점이다.

(59) 부양

부위: 족외과상 3촌
주치: 하지마비, 발목통증, 두통, 목현, 요통의 혈점이다.

(60) 곤륜

부위: 외측 복사뼈 오목한 부위
주치: 요통, 두통, 산부인과 질환, 좌골신경통의 혈점이다.

(61) 복삼

부위: 간골의 하함중
주치: 다리 근육통, 하지마비의 혈점이다.

(62) 신맥

부위: 족외과 하함중
주치: 두통, 불면증, 목적통의 혈점이다.

(63) 금문

부위: 경골과 심맥혈의 중간
주치: 소아경품, 하지마비의 혈점이다.

(64) 경골

부위: 족 외측 입방골 전측 함중, 적백육제
주치: 두통, 요통의 혈점이다.

(65) 속골

부위: 제5 중족골 소구 후연 함몰처
주치: 두통, 항강의 혈점이다.

(66) 족통곡

부위: 족소지외측 본절전함중
주치: 두통, 코피, 정신질환, 생식기 질환의 혈점이다.

(67) 지음

부위: 발톱 외측 0.1촌
주치: 안질환, 콧병, 코 막힘, 코피의 혈점이다.

13.8. 족소음신경[足少陰腎經]

발바닥의 용천에서 시작하여 안쪽 복사뼈의 후면과 다리 안쪽을
따라서 상행하여 신장과 방광에 연결된다. 척수, 간, 흉막, 인후부,
설근, 폐, 심장, 흉강 등과 연결되며 모두 27혈로 되어 있다. 족소
음신경은 용천, 연곡, 태계, 대종, 수천, 조해, 복류, 교신, 축빈, 음
곡, 횡골, 대혁, 개혈, 사만, 중주, 황유, 상곡, 석관, 음도, 복통곡,
유분, 보랑, 신봉, 영허, 신상, 옥숭, 유부가 있다.

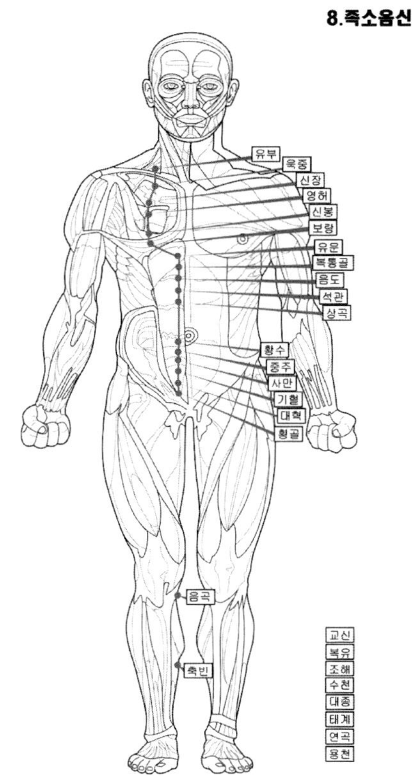

(1) 용천

부위: 족심함중, 족저전 1/3 부위

주치: 소아경련, 정신질환, 식욕부진, 수면부족, 수족냉증의 혈점이다.

(2) 연곡

부위: 족내과 전 주상골 아래 1촌

주치: 월경불순, 소갈, 설사, 배뇨곤란의 혈점이다.

(3) 태계

부위: 족내과후 5분 종골상 동맥함중

주치: 소아 파상풍, 변비, 객혈, 잦은 소변의 혈점이다.

(4) 대종

부위: 족내과의 후하로 태계혈 후하방 5분

주치: 당뇨병, 피로, 변비, 치매의 혈점이다.

(5) 수천

부위: 태계하 1촌

주치: 기혈이 응체되어서 일어나는 급성질환에 사용, 월경불순

(6) 조해

부위: 족내과 직하 4분

주치: 변비, 불면증, 잦은 소변, 소변이상의 혈점이다.

(7) 복류

부위: 족내과상 2촌

주치: 설사, 수종, 부종, 복창의 혈점이다.

(8) 교신

부위: 족내과상 2촌

주치: 월경불순, 설사, 변비의 혈점이다.

(9) 축빈

부위: 족내과상 5촌

주치: 정신분열증, 고환염 산통, 해독작용의 혈점이다.

(10) 음곡

부위: 무릎 구부려서 두 인대 사이.

주치: 슬관절질환, 소변질환, 시력장애, 자궁출혈의 혈점이다.

(11) 횡골

부위: 곡골혈 양방 5분 처

주치: 소복창통, 배뇨곤란, 신장병, 요도, 방광염의 혈점이다.

(12) 대혁

부위: 기혈하 1촌 거복중행각 5분
주치: 두통, 요통, 고혈압의 혈점이다.

(13) 기혈

부위: 배꼽 아래 3촌
주치: 월경불순, 배뇨곤란, 설사, 대하의 혈점이다.

(14) 사만

부위: 배꼽 아래 2촌
주치: 월경불순, 변비, 복통, 수종의 혈점이다.

(15) 중주

부위: 황유하 1촌 거복중행각 5분
주치: 월경불순, 복통, 변비, 설사의 혈점이다.

(16) 황수

부위: 배꼽 옆 0.5촌
주치: 변비, 복부창만, 복통, 설사, 수종의 혈점이다.

(17) 상곡

부위: 배꼽 위 2촌
주치: 위질환과 관련되는 질환의 혈점이다.

(18) 석관

부위: 음도하 1촌
주치: 복통, 변비, 설사의 혈점이다.

(19) 음도

부위: 통곡하 1촌
주치: 복통, 부인과질환의 혈점이다.

(20) 복통곡

부위: 유문하 1촌

주치: 복통, 구토, 설사, 산통의 혈점이다.

(21) 유문

부위: 거궐 양방 각 5분

주치: 구토, 설사의 혈점이다.

(22) 보랑

부위: 중정혈 양방 5분

주치: 기침, 천식, 구토, 흉협창만의 혈점이다.

(23) 신봉

부위: 영허하 1촌 6분

주치: 흉만통, 흉협지만, 협심증의 혈점이다.

(24) 영허

부위: 신장하 1촌 6분

주치: 기침, 천식, 구토의 혈점이다.

(25) 신장

부위: 자궁혈 양방 2촌

주치: 기침, 천식, 흉통의 혈점이다.

(26) 욱중

부위: 화개혈 양방 2촌

주치: 기침, 천식, 흉협창만의 혈점이다.

(27) 유부

부위: 선기혈 양방 2촌

주치: 흉통, 천식, 기침, 구토, 기관지 질환의 혈점이다.

13.9. 수궐음심포경[手厥陰心包經]

　흉부에 위치한 천지혈에서 시작하여 심포락에 속하고 하향하여 횡격막을 통과해서 가슴에서 복부까지 차례대로 삼초, 손바닥 연결, 손바닥의 지맥은 약지로 향해 수소양삼초경과 연결한다. 대체로 심장과 위장·가슴·신경계통의 질환에 효능이 있는 경맥이다. 수궐음심포경은 천지, 천천, 곡택, 극문, 간사, 내관, 대릉, 노궁, 중충이 있다.

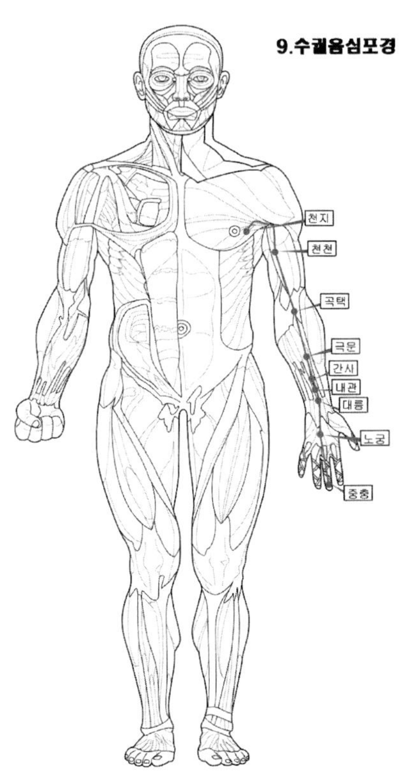

(1) 천지

부위: 유후 1촌 액하 3촌

주치: 두통, 기침, 천식, 만성소화불량의 혈점이다.

(2) 천천

부위: 상완 이두근의 양두 상이

주치: 심계항진, 흉통, 기침의 혈점이다.

(3) 곡택

부위: 주관절 횡문 중앙

주치: 심통, 심계항진, 신열, 위통, 설사의 혈점이다.

(4) 극문

부위: 장후거완 5촌

주치: 심통, 심계항진, 토혈, 객혈의 혈점이다.

(5) 간사

부위: 장후 3촌, 양근간함중

주치: 정신병, 정신분열증, 심통, 구안괘사의 혈점이다.

(6) 내관

부위: 대릉혈 위 2촌

주치: 구토, 호흡기 질환, 심계항진, 위통의 혈점이다.

(7) 대릉

부위: 손바닥 측 손목관절 횡문 중앙

주치: 신경성 심계항진, 호흡곤란, 구토, 중풍의 혈점이다.

(8) 노궁

부위: 제2, 3 중수골 상이

주치: 구토, 구취, 정신병, 불안, 초조의 혈점이다.

(9) 중충

부위: 중지 손가락 손톱 요측 1분 처
주치: 정신병, 실신, 중서, 혼미의 혈점이다.

13.10. 수소양삼초경[手少陽三焦經]

약지의 말단에서 일어나 손등, 팔목의 중앙, 팔의 외측을 따라 올라가 어깨에서 하향하여 횡격막을 지나 삼초에 속한다. 한쪽에 23개의 혈자리가 있으므로 양쪽 합하면 모두 46개의 혈자리를 이룬다. 수소양삼초경은 관충, 액문, 중저, 양지, 외관, 지구, 회종, 삼양락, 사독, 천정, 청랭현, 소락, 노회, 견료, 천료, 천유, 예풍, 계맥, 노식, 각손, 이문, 이화료, 사죽공이 있다.

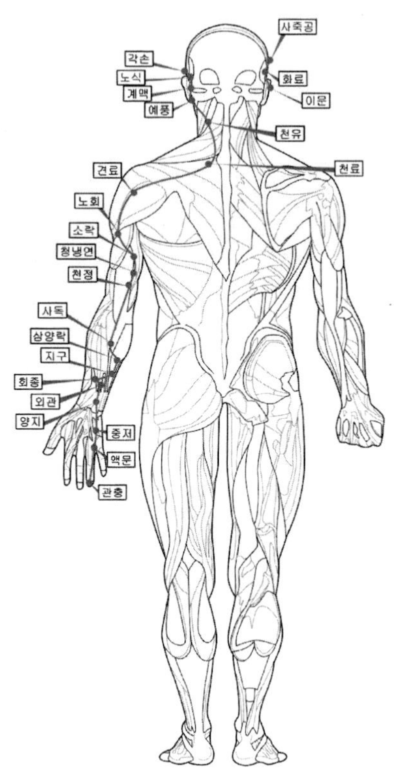

(1) 관충

부위: 제4지 손가락 손톱 1분 저

주치: 편두통, 인후질환, 인후통, 두통의 혈점이다.

(2) 액문

부위: 중수관절 앞 오목한 부위

주치: 두통, 인후종통, 학질의 혈점이다.

(3) 중저

부위: 액문혈 뒤 1촌

주치: 두통, 목적동통, 이명, 인후종통의 혈점이다.

(4) 양지

부위: 완관절 손등 면 중앙

주치: 당뇨병, 목적동통, 인후종통, 천식의 혈점이다.

(5) 외관

부위: 양지혈 위쪽 2촌

주치: 감기, 열병, 두통, 열병의 혈점이다.

(6) 지구

부위: 양지혈 위쪽 3촌

주치: 언어곤란, 흉협통, 구토, 이명, 변비의 혈점이다.

(7) 회종

부위: 지구혈에서 척골 쪽으로 1분 처

주치: 상지비통의 혈점이다.

(8) 삼양락

부위: 양지혈 위 4촌

주치: 치통, 상지비통의 혈점이다.

(9) 사독

부위: 팔꿈치 밑 5촌

주치: 인후종통, 치통, 상지비통의 혈점이다.

(10) 천정

부위: 팔꿈치의 뾰족한 부분 5촌 위

주치: 편두통, 연주창, 견갑통, 하지무력의 혈점이다.

(11) 청냉연

부위: 천정혈 상방 1촌

취혈: 편두통, 상지비통의 혈점이다.

(12) 소락

부위: 주두 천정혈 위로 5촌
주치: 두통, 치통, 경비통의 혈점이다.

(13) 노회

부위: 견료혈 직하 3촌
주치: 상지동통의 혈점이다.

(14) 견료

부위: 견봉 외담 후하연
주치: 견비통, 상지불수, 후두통, 편두통의 혈점이다.

(15) 천료

부위: 견정혈 후방 1촌
주치: 후두통, 편두통, 혈압상승, 견배통, 견비통, 상지신경통의 혈점이다.

(16) 천유

부위: 천용혈과 천주혈의 중간
주치: 두통, 목통, 이통의 혈점이다.

(17) 예풍

부위: 귀 볼 뒤쪽의 오목한 곳
주치: 이명, 치통, 구안괘사, 안면마비의 혈점이다.

(18) 계맥

부위: 예풍혈 후 상 1촌
주치: 이병, 편두통, 소아경풍의 혈점이다.

(19) 노식

부위: 계맥 상방 1촌
주치: 두통, 이명, 소아경풍의 혈점이다.

(20) 각손

부위: 이첨 부위에 해당되는 곳의 머리가 난 곳
주치: 편두통, 치통, 이통, 안구돌출, 시신경염의 혈점이다.

(21) 이문

부위: 이공의 전측 소연골
주치: 이명, 치통, 귀질환, 눈병의 혈점이다.

(22) 화료

부위: 이문혈 전성방 5분 처
주치: 이명, 외이염의 혈점이다.

(23) 사죽공

부위: 눈썹 끝 부분의 오목한 곳
주치: 안통, 편정두통, 현기증, 안면마비의 혈점이다.

13.11. 족소양담경[足少陽膽經]

눈의 외측에서 이마, 측두부, 귀 뒤로 내려와 눈의 외측으로 향한다. 또 다른 지맥은 겨드랑이 앞으로 가서 옆구리를 타고 내려와 고관절부에서 간의 지맥과 연결되며, 대퇴부, 무릎의 외측, 바깥쪽 복사뼈, 족부의 제4지 외측단에 진입한다. 족소양담경은 동자료, 청회, 상관, 함염, 현로, 현리, 곡빈, 솔곡, 천충, 부백, 두규음, 완골, 본신, 양백, 두임읍, 목창, 정영, 승령, 뇌공, 풍지, 견정, 연액, 첩근, 일월, 경문, 대맥, 오추, 유도, 거료, 환도, 풍시, 중독, 슬양관, 양릉천, 양교, 외구, 광명, 양보, 현종, 구허, 족임읍, 지오회, 협계, 족규음이 있다.

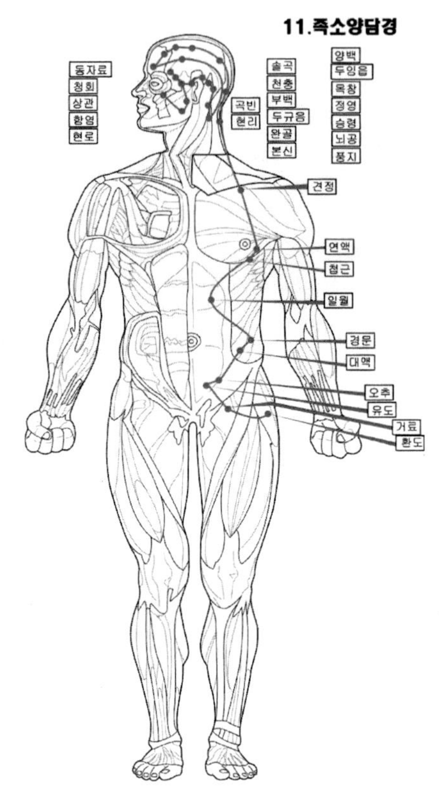

(1) 동자료

부위: 목외자 외측 5분
주치: 시력저하, 두통, 눈 질환의 혈점이다.

(2) 청회

부위: 이하수 앞 오목한 부분
주치: 치통, 이명, 귀 질환, 수족마비의 혈점이다.

(3) 상관

부위: 하관혈 바로 위
주치: 편두통, 이명, 구안괘사, 치통의 혈점이다.

(4) 함염

부위: 두유혈과 곡빈혈 연결선 위로 1/4
주치: 편두통, 목현, 치통, 이명의 혈점이다.

(5) 현로

부위: 두유혈과 곡빈혈의 중점
주치: 편두통, 목적종통, 치통의 혈점이다.

(6) 현리

부위: 관자놀이 하렴
주치: 아시혈, 이명의 혈점이다.

(7) 곡빈

부위: 귀 첨부 횡선과 귀 앞 직선의 교차점
주치: 편두통의 혈점이다.

(8) 솔곡

부위: 귀 위 1.5촌
주치: 편두통, 구토, 소아경기의 혈점이다.

(9) 천충

부위: 이(각손)후발제 2촌
주치: 두통, 잇몸통의 혈점이다.

(10) 부백

부위: 천충 후하방 1촌
주치: 이명, 이롱의 혈점이다.

(11) 두규음

부위: 완골상 침골하
주치: 이통, 두항강통, 두통, 이롱의 혈점이다.

(12) 완골

부위: 유양돌기 후하방 오목한 부위

주치: 두통, 치통, 학질, 편두통, 귓병의 혈점이다.

(13) 본신

부위: 곡차외방 각 1촌 5분

주치: 정신장애, 전간, 현기증의 혈점이다.

(14) 양백

부위: 눈썹 위 1촌

주치: 두통, 안면신경마비, 안면마비, 정신병의 혈점이다.

(15) 두임읍

부위: 눈 위에서 발제로 5분

주치: 급만성결막염, 코 막힘, 소아경풍의 혈점이다.

(16) 목창

부위: 두임읍후 1촌 5분

주치: 두통, 코막힘의 혈점이다.

(17) 정영

부위: 목창후 1촌 5분

주치: 치통, 두통, 편두통의 혈점이다.

(18) 승령

부위: 정영후 1촌 5분

주치: 두통, 현훈, 목통, 코피의 혈점이다.

(19) 뇌공

부위: 풍지혈 뒤로 1.5촌

주치: 두통, 경향강통의 혈점이다.

(20) 풍지

부위: 흉쇄유돌근과 승모근 사이 오목한 부위
주치: 두통, 고혈압, 중풍, 시력저하, 이명의 혈점이다.

(21) 견정

부위: 견상함중 결분상 1.5촌
주치: 중풍, 어깨부위 통증, 견배통의 혈점이다.

(22) 연액

부위: 겨드랑이 밑 3촌
주치: 늑간질환의 혈점이다.

(23) 첩근

부위: 겨드랑이 밑 3촌
주치: 흉만, 협통, 구토의 혈점이다.

(24) 일월

부위: 유두 밑 7.8 늑골상이
주치: 구토, 구역질, 황달의 혈점이다.

(25) 경문

부위: 제1, 2 늑골하단 복부 옆면
주치: 배뇨곤란, 수종, 요통, 협통의 혈점이다.

(26) 대맥

부위: 11 늑골하 1촌 8분
주치: 하복통, 부인과 질환의 혈점이다.

(27) 오추

부위: 대맥하 3촌
주치: 복통, 대하의 혈점이다.

(28) 유도

부위: 장문하 5촌 3분
주치: 복통, 대하, 음정의 혈점이다.

(29) 거료

부위: 중극혈 양방 5촌
주치: 요통, 하지마비의 혈점이다.

(30) 환도

부위: 고관절 대전자 오목하게 들어간 부위
주치: 요통, 하지마비, 둔부의 통증, 고관절의 혈점이다.

(31) 풍시

부위: 슬상 7촌 외측 양근간
주치: 하지동통, 좌골신경통, 수족경련의 혈점이다.

(32) 중독

부위: 고골외 슬상 5촌
주치: 풍시의 보조혈, 하지동통의 혈점이다.

(33) 족양관

부위: 양릉천상 3촌
주치: 근육통, 눈병, 편두통의 혈점이다.

(34) 양능천

부위: 무릎 외측 바로 밑
주치: 흉협통, 구토, 소아경풍, 마비증상의 혈점이다.

(35) 양교

부위: 족외과상 7촌
주치: 하지불수, 신경통, 반시불수의 혈점이다.

(36) 외구

부위: 양교혈 전방 3분
주치: 광견병, 각기의 혈점이다.

(37) 광명

부위: 외측 복사뼈 위 5촌
주치: 목통, 야맹증, 하지비위의 혈점이다.

(38) 양보

부위: 외측 복사뼈 위 4촌
주치: 편두통, 인후종통의 혈점이다.

(39) 현종

부위: 외측 복사뼈 위 3촌
주치: 인후종통, 치질, 신경통, 중풍의 혈점이다.

(40) 구허

부위: 외측 복사뼈 오목한 부위
주치: 흉협통, 염좌, 발목염좌의 혈점이다.

(41) 족임읍

부위: 구허전 3촌
주치: 흉막염, 측복통, 담석증, 족관절염, 비골신경통, 목현, 목외자통의 혈점이다.

(42) 지오회

부위: 거협계 1촌
주치: 각기, 이명, 요통

(43) 협계

부위: 발등부위 4, 5지 상이
주치: 두통, 이명, 열병의 혈점이다.

(44) 족규음

부위: 네 번째 발톱 끝
주치: 심장질환, 구강염의 혈점이다.

13.12. 족궐음간경[足厥陰肝經]

엄지발가락에서 발목, 무릎, 대퇴 내측을 따라 올라가 음모로 연결되며, 음부를 돌아 하복부로 상행하여 간장에 속하고 담에서 상행해서 횡격막 상행하여 앞이마로 나와서 독맥과 두정부에서 연결된다. 족궐음간경은 대돈, 행간, 태충, 중봉, 여구, 중도, 슬관, 곡천, 음포, 족오리, 음렴, 급맥, 장문, 기문이 있다.

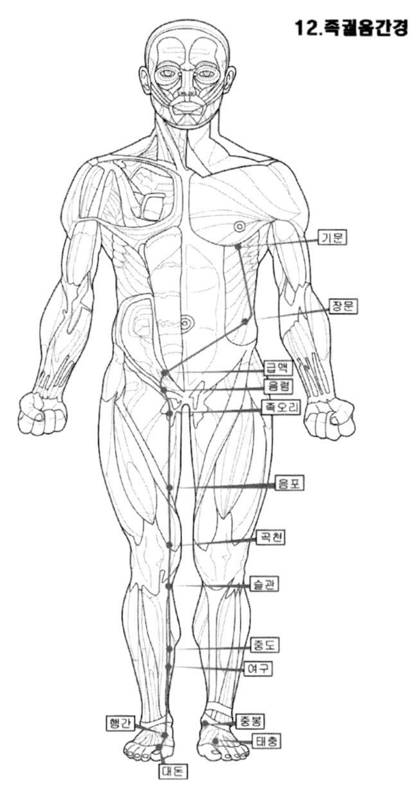

(1) 대돈

부위: 엄지발톱 외측 옆 0.1촌
주치: 고환염, 간 질환, 설사의 혈점이다.

(2) 행간

부위: 발등부분 엄지발가락과 둘째 발가락 사이
주치: 야뇨증, 눈 질환, 불면증, 두통의 혈점이다.

(3) 태충

부위: 족지본절후 2촌 함중
주치: 소화기계질환, 순환계질환, 자궁출혈, 신경계질환의 혈점이다.

(4) 중봉

부위: 내측 복사뼈 앞 1촌
주치: 간염, 간종대, 황달, 산기, 임병, 음경통의 혈점이다.

(5) 여구

부위: 내측 복사뼈 위 5촌
주치: 간경병, 고환염, 방광염의 혈점이다.

(6) 중도

부위: 내측 복사뼈 위 7촌
주치: 자궁출혈, 복통, 설사의 혈점이다.

(7) 슬관

부위: 무릎 밑으로 2촌
주치: 슬관절염, 슬내렴통의 혈점이다.

(8) 곡천

부위: 대퇴 후면 내측 주름이 끝나는 부분
주치: 방광염, 월경통, 눈병, 빈혈의 혈점이다.

(9) 음포

부위: 무릎 위 4촌
주치: 월경불순, 복통의 혈점이다.

(10) 족오리

부위: 곡골 옆으로 3촌
주치: 소변불통, 고환종통, 다리 종통의 혈점이다.

(11) 음렴

부위: 기충 2촌 동맥중
주치: 월경불순, 대하의 혈점이다.

(12) 급맥

부위: 곡골양방 2촌 반
주치: 산증의 혈점이다.

(13) 장문

부위: 제11 늑골 끝
주치: 복창, 설사, 구토, 피로의 혈점이다.

(14) 기문

부위: 거궐양방 3.5촌
주치: 간질환, 발열의 혈점이다.

참고문헌

8체질의학회(1997). 8체질건강법. 서울: (주)고려원미디어.

Dharma, Cameron(2008). 치매 예방과 뇌 장수법. 서울: 학지사.

http://blog.naver.com/calcho1

http://blog.naver.com/kkjbluesea?Redirect = Log&logNo = 20069004555

http://www.jinyoung.co.kr/dangam/

Kenneth E(2006). 음악치료의 역동성. 서울: 학지사.

www.daum.net

www.naver.com

강미나, 김동희(2003). 경혈학 기초. 서울: 현문사.

권순자 외 6(2006). 웰빙 식생활. 경기: 교문사.

권순자(2006). 웰빙식생활. 서울: 교문사.

김길춘(2005). 약선본초학 식생활과 건강. 서울: 의성당.

김길춘(2006). 쉽게 배우는 경혈학 해설. 서울: 의성당.

김대진 외 7(2007). 영양과 건강. 서울: 유한문화사.

김대진, 김현숙, 도명숙, 박정로, 변부형, 임윤숙, 정동관, 정차권(2007).
영양과 건강. 서울: 유한문화사.

김양식(2000). 한방으로 풀어본 성인병과 노인병 그리고 양생법. 서울:
하남출판사.

김화영 외 5(2004). 임상영양학. 서울: 신광출판사.

대한 노인정신의학회(2007). 한국형 치매 평가검사. 서울: 학지사.

박건영(2006). 영양과 질병예방. 서울: 신일북스.

박종희(2005). 한약이야기. 서울: 신일상사.

박진한(2008). 한의약개론. 서울: 보명북스

박태선, 김은경(2000). 현대인의 생활영양. 서울: 수문사.

백승헌(2002). 태양인 이제마의 동의수세보원. 서울: 하남출판사.

변광의 외 6(2005). 식품, 음식 그리고 식생활. 서울: 수문사

서부일(2007). 알기쉬운 본초학. 대구: 대구한의대학교출판부.

서부일(2008). 알기쉬운 한의학. 대구: 대구한의대학교출판부.

송일병(1996). 알기쉬운 사상의학. 서울: 사상사.

안남훈(2006). 피부미용전문가를 위한 홀리스틱 경락관리학. 서울: 홀리즘.

얀 전구오(2007). 임상경혈단면해부도. 서울: 푸른솔.

양사수(1999). 동의임상내과학 1. 2. 서울: 법인문화사.

오세관(2007). 신경전달물질과 뇌질환. 서울: 신일북스.

육창수 외 4(2008). 음양오행설. 서울: 신일상사.

이국정, 주과여, 유옥봉(2003). 경락 미용학. 서울: 일중사.

이동식(1999). 현대인의 정신건강. 서울: 한강수.

이명복, 전양경(2007). 사상의학. 서울: 선영사.

이병무(2005). 병을 치료하는 웰빙식생활. 서울: 신일상사.

이병무(2006). 병을 치료하는 웰빌식생활. 서울. 신일북스.

이영은, 홍승헌(2003). 한방식품재료학. 서울: 수문사.

이재운(1998). 동무 이재마의 새 사상의학. 서울: 명지사.

이정찬(2003). 신사상의학론. 서울: 도서출판 木과土.

임종필(2004). 실용 건강식품. 서울: 신일상사.

인종초(2005). 자연이하혀명 서울· 신일부스

장현감, 변광호(2005). 몸의 병을 고치려면 마음을 먼저 다스려라. 서울:
    학지사.

전국한의과대학사상의학교실(2004). 사상의학. 서울: 집문당.

정성현(2007). 건강과 약. 서울: 신일북스.

정성호(2004). 연기없는 쑥뜸 처방집. 서울: 태웅출판사.

정여주(2009). 미술치료의 이해. 서울: 학지사.

정통침뜸연구소(2005). 경락학. 서울: 정통침뜸연구소.

조성만(2002). 알기 쉽게 풀어 쓴 황제내경 1. 2. 3. 서울: 청홍출판사.

주춘재(2006). 한의약식(약식동원). 서울: 태웅출판사.

주춘재(2007). 한의학 입문. 서울: 청홍출판사.

중앙대 약학대학 교양교재 편찬위원회(2006). 생활건강. 서울: 신일상사.

최병철(2009). 음악치료학. 서울: 학지사.

표명윤 외 5(2006). 가족건강. 서울: 신일북스.

한국성인병예방연구회(2007). 약초한방대백과. 서울: 아이템북스.

한국약학대학협의회(2009). 예방의학 Ⅰ, Ⅱ. 서울: 신일북스.

한국약학대학협의회(2009). 질황별로 본 건강기능식품학. 서울: 신일북스.

한국운동영양학회(2002). 운동영양학. 서울: 현문사.

한방간호연구회(2003). 경혈학 기초. 서울: 현문사.

홍진태(2006). 치매에 대한 100문&답. 서울: 신일상사.

후지마키 마사오(2002). 기능성 식품과 건강. 서울: 아카데미서적.

이정호 · 정명수 · 신선우

▌약 력

【이 정 호】
○ 원광대학교 대학원 한약학박사
○ 원광대학교 한의학전문대학원 이학박사
○ 현)송호대학 자연건강복지과 학과장

【정 명 수】
○ 원광대학교 한의학전문대학원 한의학박사
○ 현)원광대학교 한의과대학 한의예과 교수

【신 선 우】
○ 원광대학교 한의학전문대학원 이학박사과정수료
○ 현)송호대학 자연건강복지과 겸임교수

한방과 노인건강

초판인쇄 | 2009년 11월 10일
초판발행 | 2009년 11월 10일

지은이 | 이정호 · 정명수 · 신선우
펴낸이 | 채종준
펴낸곳 | 한국학술정보㈜
주 소 | 경기도 파주시 교하읍 문발리 파주출판문화정보산업단지 513-5
전 화 | 031) 908-3181(대표)
팩 스 | 031) 908-3189
홈페이지 | http://www.kstudy.com
E-mail | 출판사업부 publish@kstudy.com

등 록 | 제일산-115호(2000. 6. 19)

ISBN   978-89-268-0485-8 13510 (Paper Book)
        978-89-268-0486-5 18510 (e-Book)

이담
Books 는 한국학술정보(주)의 지식실용서 브랜드입니다.